名医が答える！

嚥下障害《えんげしょうがい》治療大全

浜松市リハビリテーション病院特別顧問
藤島一郎　監修

講談社

はじめに

「おいしいものを、おなかいっぱい食べたい」というのは、人間の根源的な欲求のひとつです。けれど、長く生きていれば、家族あるいは自分自身が、口からうまく食べられなくなる事態に陥ることは、ままあります。

口からうまく食べられない状態を、嚥下障害《えんげしょうがい》、あるいは摂食嚥下障害《せっしょくえんげしょうがい》といいます。嚥下とは飲み込むことを指す言葉。つまり口から胃にスーッと流れ込むはずの食物が途中で止まってしまったり、肺につながる気管のほうに入ってしまう誤嚥《ごえん》を引き起こしやすくなったりする状態が、嚥下障害（摂食嚥下障害）です。

聞きなれない言葉かもしれませんが、嚥下障害は、じつはとても身近で深刻な問題です。高齢になればなるほど、嚥下障害をかかえるリスクは高くなります。

嚥下機能の低下は、窒息を起こしやすくするだけでなく、誤嚥性肺炎《ごえんせいはいえん》という、高齢者にもっとも多いタイプの肺炎を引き起こす原因にもなってしまいます。肺炎は日本人の主な死因のひとつで、高齢者にとっては、まさに命にかかわる重大な病気です。

「食事中によくむせる」「食べこぼしが多い」などの症状を「ああ、またか」と見過ごしていませんか？　これらは嚥下障害で起こりやすいサインです。口から安全に食べ続けるためには、食べる力の維持、あるいは回復させる取り組みが必要です。

ただ、さまざまな手段を講じても、食べる力の十分な回復はむずかしいこともあります。そんなとき、なにができるのか、どのような選択をすべきか、考えておくことも必要でしょう。

本書は、健康ライブラリー　イラスト版『嚥下障害のことがよくわかる本　食べる力を取り戻す』をQ＆Aの形に再編集し、新しい知見もまじえながらまとめ直したものです。どこからお読みいただいてもかまいませんが、初めから通してご一読いただくと、ご自身やご家族がどのような状態なのか、状態に合わせて取り組むべきことはなにか、対策の取り方をより理解しやすくなるでしょう。

食べる喜び、楽しみを早々に手放すことなく、味わい深い人生を全うするために、本書の知識を十分にいかし、実践していただきたいと願っています。

浜松市リハビリテーション病院特別顧問
藤島 一郎

名医が答える！　嚥下障害　治療大全　もくじ

1 命にかかわる嚥下の問題

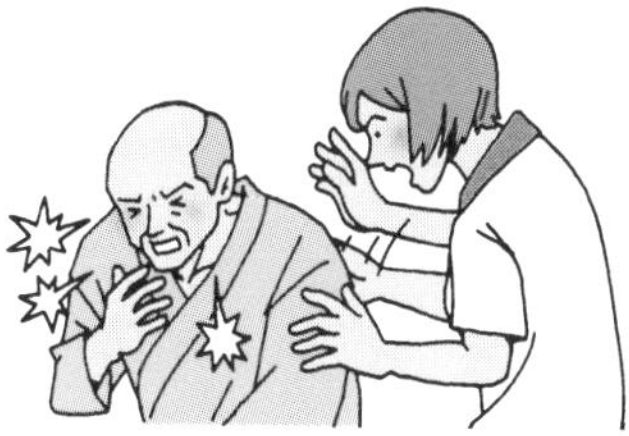

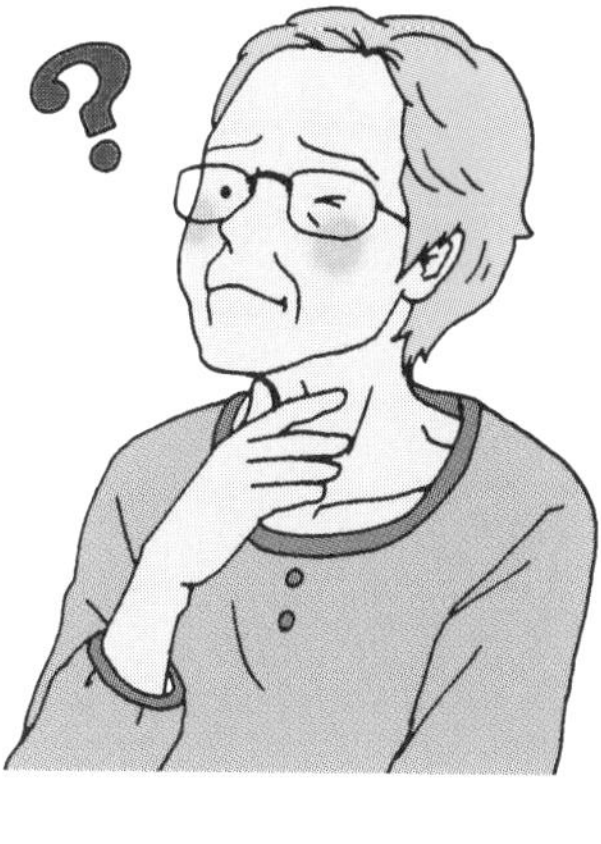

2 嚥下障害は治るのか

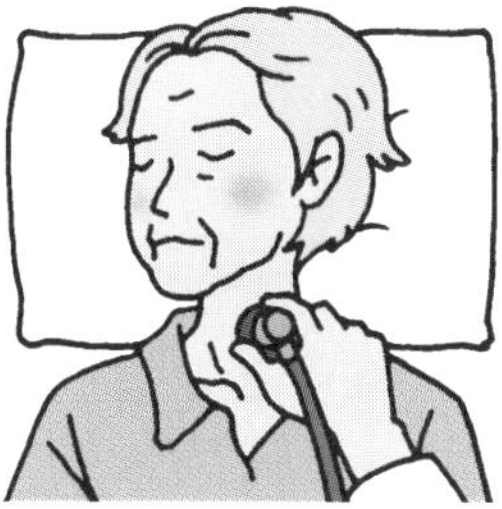

3 食べる力を高めよう

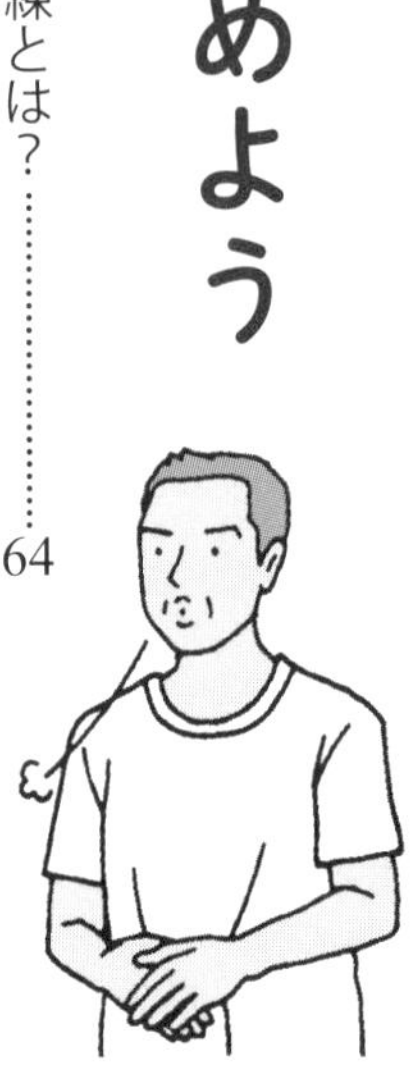

4 誤嚥せずに食べる工夫

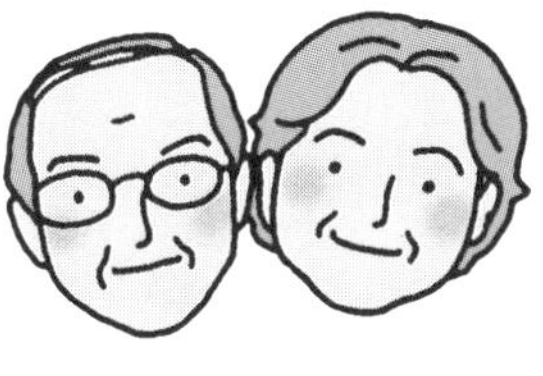

5 十分に食べられなくなったら

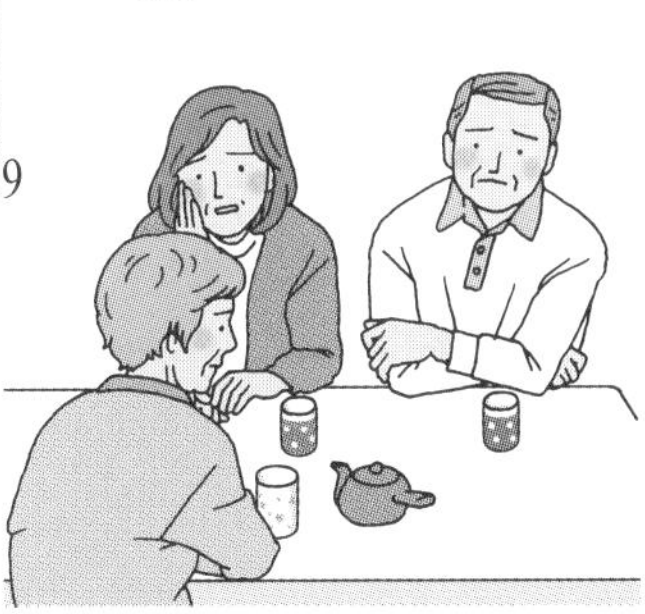

症状をチェック!

見逃さないで!嚥下障害のサイン

元気なうちは、口からものを食べることに、なんの苦労も困難もなかったことでしょう。しかし、「食べる力」は年齢とともに衰えてきます。食べる力の低下はさまざまな現れ方をします。

▼咳《せき》、痰《たん》、声に変化が……

- □ よく咳や痰が出る
- □ 痰に食べかすがまじっている
- □ 食事中によくむせる
- □ 会話中にむせることがある
- □ 夜間、咳《せ》き込むことがある
- □ 食事のあと、がらがら声になる

▼食生活に変化が……

- □ 食事をするのに長い時間がかかるようになった
- □ ごはんよりめん類を好むようになるなど、食事の好みが変わってきた
- □ 食べるとすぐ疲れてしまい、残してしまう

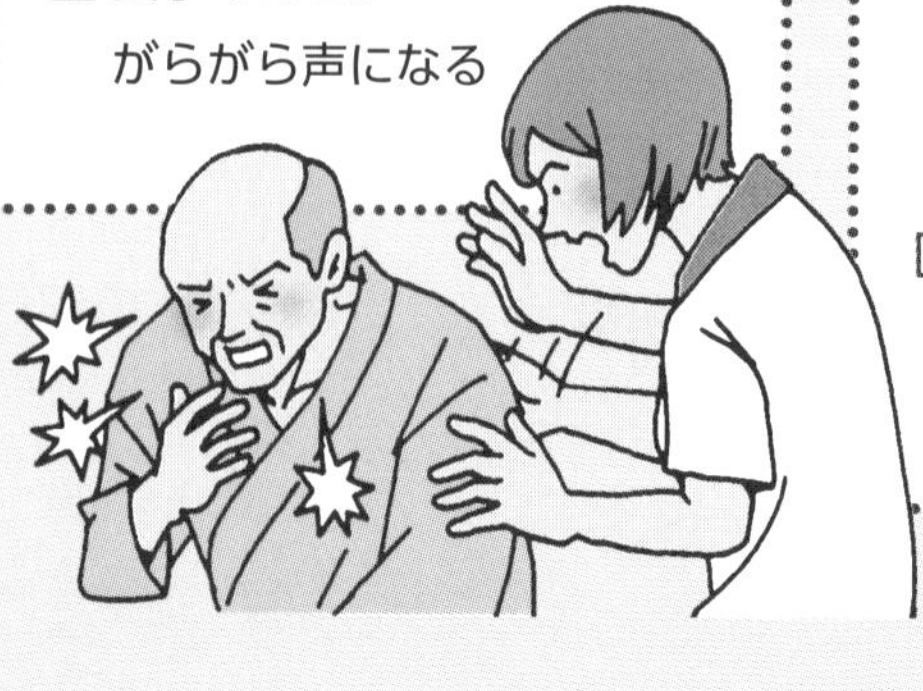

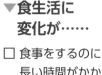

▼**食事中にトラブルが……**

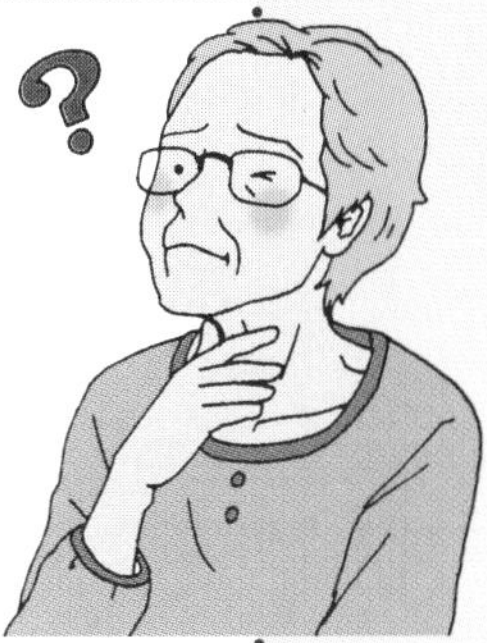

- □ 飲食をすると、のどに違和感がある
- □ 飲食をすると、胸が詰まったような感じがする
- □ 食べこぼしが多い
- □ 飲み込んだあとも、口の中に食物が残ってしまう
- □ 食物をのどに詰まらせたことがある

放置は危険！

窒息　気道がふさがれ、息ができなくなる！

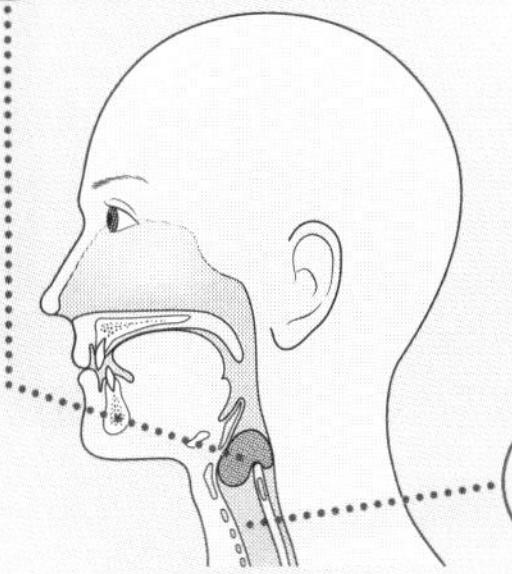

誤嚥　食物や唾液が気道に入り込んで肺炎のもとに！

▼**食事以外にも気になる様子が……**

- □ 体重が減り、やせてきた
- □ 水分をあまりとらない
- □ 発熱をくり返したり、微熱が続いたりしている
- □ 話しているときにつばでむせる

ここに挙げたのは、嚥《えん》下《げ》障害があるときに起こりやすいサインです。1つでもチェックがついたら問題は始まっているかもしれません。

放置しておけば窒息や誤嚥《ごえん》の危険性が高まります。窒息は、対応を誤れば死亡事故に、誤嚥は、誤嚥性肺炎につながるおそれがあります。

とくに注意が必要な人

「食べる力」の衰えは、年齢が高くなればだれにでも起こりうることですが、病気をかかえている人はとくに注意が必要です。

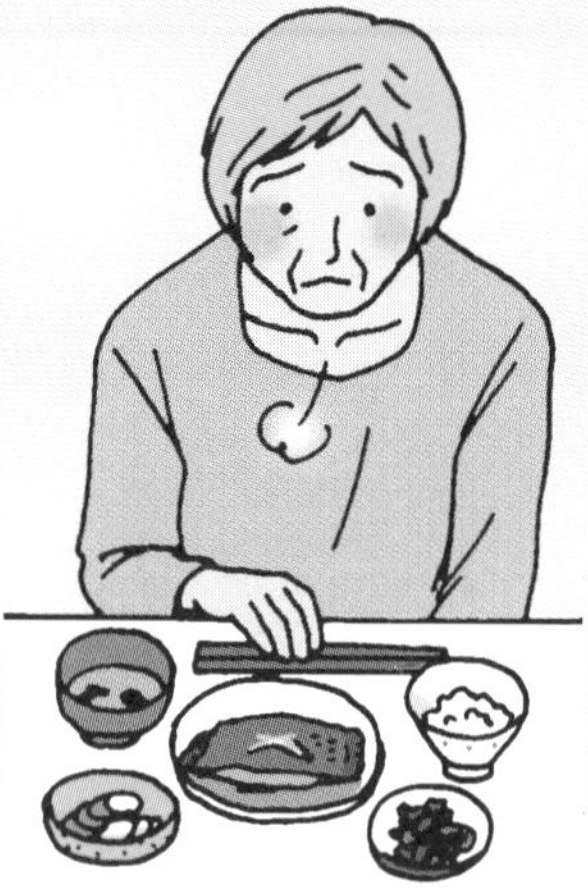

●脳卒中になったことがある人

食物をうまく飲み込むには脳の働きが重要です。脳機能の一部が損なわれると、飲み込み動作ができなくなることがあります。運動麻痺《まひ》が生じ、うまく食べられなくなることもあります。

●病気で体が弱っている人

全身状態が悪化しているときには、食べる力も衰えてしまいます。食べられない状態が続くことで、さらに体が弱ってしまうという悪循環も心配です。

●認知機能が低下している

目の前のものを食物と認識できない、食べることを含め、あらゆることに意欲がわかないなど、認知機能のいちじるしい低下が、食べることをむずかしくすることもあります。

●体力の衰えが目立つ高齢者

嚥下障害は老化の現れという側面もあります。加齢とともに進行しやすいフレイル（身体機能や認知機能の低下、社会的孤立など、心身が老い衰えた状態）や、サルコペニア（筋肉減少症）は、嚥下障害をまねきやすくします。

食べる力を保つ、あるいは回復するためには、適切な対応をとっていくことが必要です。本書で、その方法を学んでいきましょう！

1

命にかかわる嚥下の問題

Q1 なぜ「口から食べること」が重視されるのでしょう？

口から食べられなくなっても栄養補給をする方法はありますから、命を保つことはできます。しかし、私たちの心身は、口から食べることで、栄養摂取にとどまらない、よい影響を受けています。

● **根源的な欲求が満たされる**　食べることは、生きていくために欠かせない行為です。人間が兼ね備えている根源的な欲求として、「食べたい」という気持ちが生まれます。それが満たされたとき、**大きな満足感**を得ることができます。

● **脳が活性化する**　彩りがよくおいしそうな献立、調理の音、食欲をそそる匂い、箸で持ち上げたり噛んだりしたときの触感、味わいなど、**食べる行為は五感を刺激し、脳を活性化**させます。脳がさかんに働くことで、意識がはっきりしてきます。

● **消化管の活動がさかんになる**　五感が刺激されることで、胃や腸などの消化管は実際に食物が入ってくる前から受け入れ準備を始めます。そのため、胃などに直接、流動食や栄養剤などを注入するより**消化吸収がよく、下痢などの問題も起こりにくくなります。**

● **唾液の分泌が促される**　「おいしそう」と感じたり、口に入れて噛み、味わったりすることで、唾液の分泌が促されます。**唾液は消化を助けるだけでなく、口の中の細菌の増殖を抑えたり、汚れを洗い流したり**するなど、さまざまな働きがあります。

　おいしいものを食べ、飲み、味わうことが、人生に大きな喜びをもたらすものであることは言うまでもないことでしょう。病気や加齢などの影響でうまく食べられない状態になっても、「口から食べないようにする」という選択肢を選ぶ前に、できることはいろいろあります。安易な判断で人生の喜びを捨て去ることがないように、食べる力の維持・回復をはかっていきましょう。

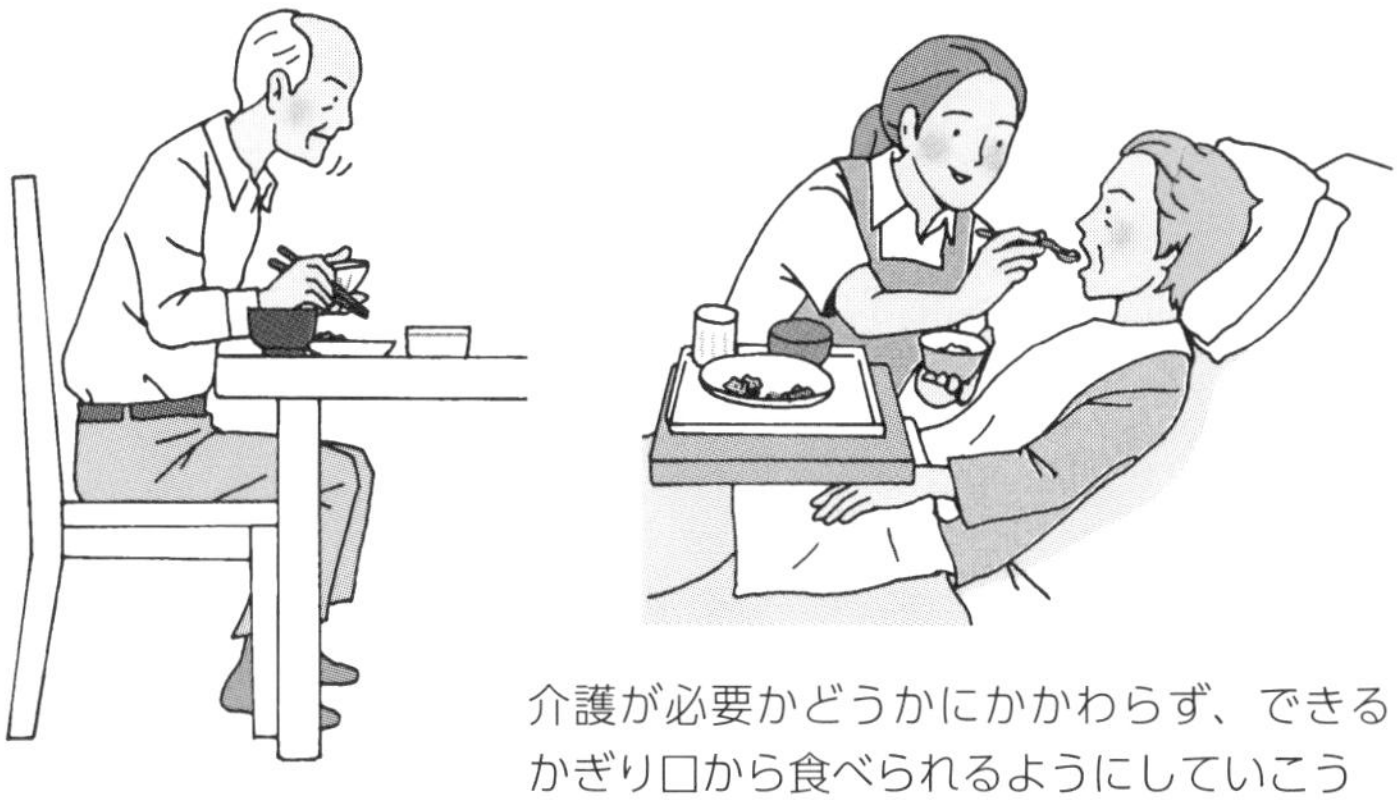

介護が必要かどうかにかかわらず、できるかぎり口から食べられるようにしていこう

Q2

「嚥下」とは？　「嚥下障害」とは？

嚥下《えんげ》という言葉は、咀嚼《そしゃく》してミキサー状になった食塊《しょくかい》を飲み込むことを指しています。ですから、**嚥下障害とは、「うまく飲み込めない状態」**を指す言葉です。

一方、目の前のものを食物と認識して口に入れ、噛み砕いて飲み込むという一連の流れは摂食《せっしょく》といわれます。嚥下はその一部です。飲み込む前の過程に問題が生じ、そのためにうまく食べられなくなることもあります。ですから、本来、食べることに問題が生じている場合には、摂食嚥下障害というのがよいのですが、**最近は、「うまく食べられない状態」すべてを指す言葉として、嚥下障害と呼ぶことも増えています。**本書に出てくる嚥下障害という言葉も、基本的には摂食嚥下障害の意味で用いています。

程度の差はありますが、年をとれば多くの人は「食べる力」が低下します。その影響で、嚥下障害をかかえやすくなります。口から安全に食べ続けられるようにするには、予防的なことを含め積極的な取り組みが必要です。

Q3 嚥下障害を放っておくと、どうなりますか？

うまく飲み込めないために起こる直接的な問題は、窒息や誤嚥《ごえん》の危険性が高くなるという点です。しかし、問題はそれだけにとどまりません。

● **直接的な問題は窒息、誤嚥**　窒息は、空気の通り道である気道がふさがれ、呼吸できなくなること。対応を誤れば死亡事故につながります。**誤嚥は、食物や唾液が食道ではなく気道に入り込むこと**。むせたり、咳《せ》き込んだりといった症状が増えるほか、**誤嚥性肺炎**（→Q11）をまねく要因になります。

● **十分な飲食ができず元気がなくなる**　うまく食べられない状態が続き、十分に飲食できなくなると、低栄養や脱水が生じやすくなります。栄養不足で体力・免疫力の低下が進むと、肺炎をはじめとする病気にかかりやすくなります。

● **悪循環が起こりやすい**　食べる力が弱くなると、連鎖的にさまざまな変化が生じます。食べると苦しい、体調が悪く食べる気力がわかないなど、さまざまな要因により食欲が低下しやすくなります。また、口腔《こうくう》ケアがおろそかになると細菌が繁殖しやすくなり、口の中が粘ついて食品の味も悪くなり、ますます食べづらくなります。大病をしたり、体調を崩したりすれば、さらに嚥下障害は進み、ますます体力がなくなっていきます。それぞれが悪影響を与え合う結果、嚥下障害が進み、**口から食べられない状態になる危険性が高くなります。**

「年だからそんなに食べる必要はない」「むせたりこぼしたりするが、一応は食べられているからいいだろう」などと問題視されないことも多いのですが、放っておくのは危険です。

▼食べる力の低下が進む悪循環

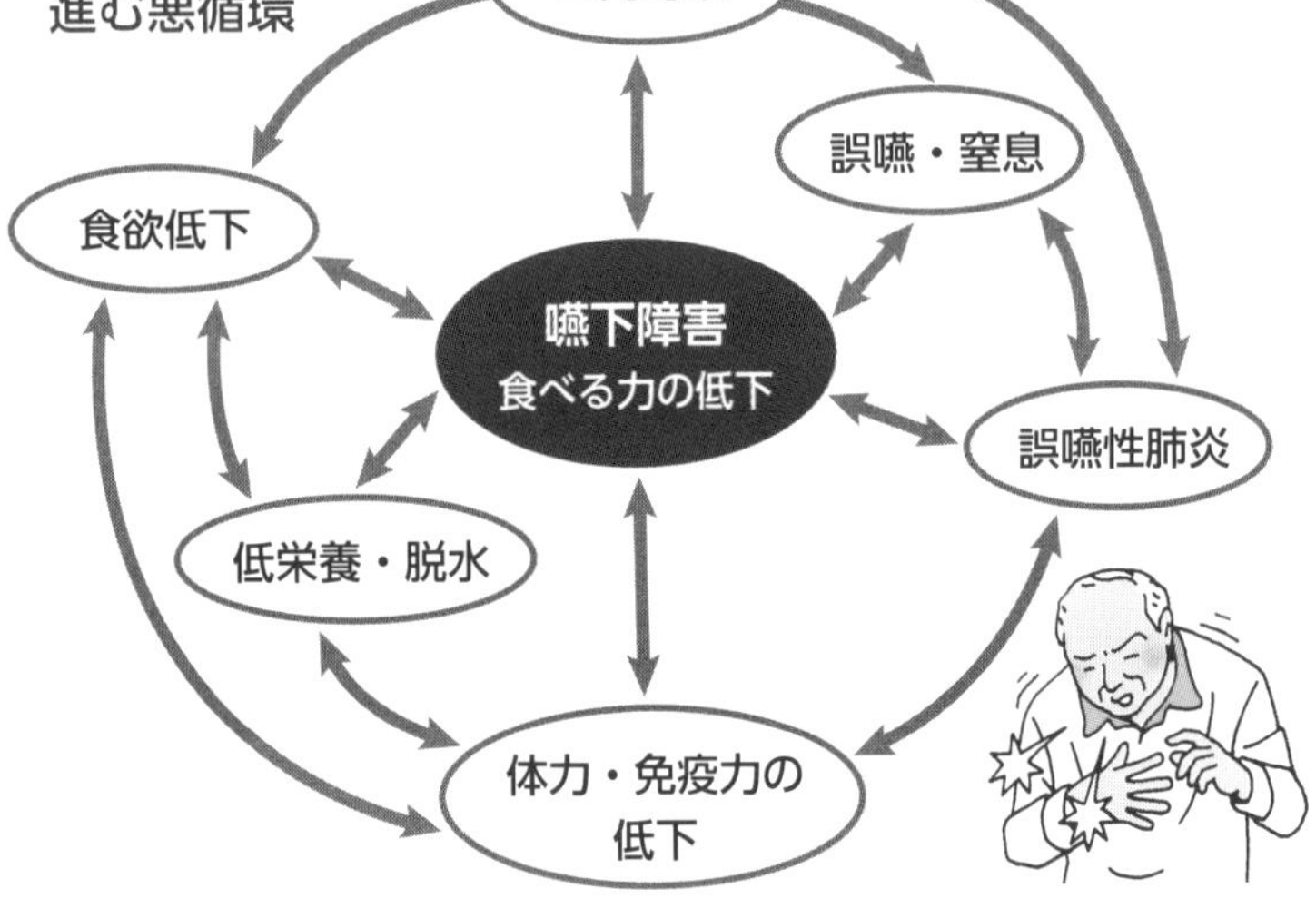

Q4 「食べる」ためのしくみとは？

「食べる」と一言で表される摂食嚥下は、いくつもの過程に分解することができます。食物がおなかの中に収まるまでのしくみは複雑です。口腔《こうくう》といわれる口の中にある器官のすべて、のどといわれる咽頭《いんとう》、咽頭と胃をつなぐ食道、鼻の奥に広がる空間である鼻腔《びくう》など、さまざまな器官とそれを取り囲む骨や筋肉が、巧みに連携しながら働くことで、「食べる」という行為が成り立っています。どのようなことが起こるのか、順にみていきましょう。

● **食物を認識する（認知期）** 摂食の過程は目の前のものを食物として認識することから始まります。先行期ともいわれます。

● **捕食《ほしょく》する** 食物を運んで口内に入れ、唇《くちびる》を閉じます。

● **もぐもぐする（準備期）** 咀嚼《そしゃく》と食塊《しょくかい》形成の段階です。咀嚼とは、食物を噛み砕くこと。咀嚼により、食物は口の中でミキサー状の塊（食塊）になります。

●**のどに送り込まれる（口腔期）**　ここからは「飲み込む」過程、つまり狭義の嚥下の始まりです。食塊はのど（咽頭）に送り込まれます。

●**食道に送り込まれる（咽頭期）**　食塊が咽頭に達すると**嚥下反射**が起こります。軟《なん》口蓋《こうがい》といわれる上あごの奥のやわらかい部分が持ち上がり、**鼻腔との通路が閉鎖される**と同時に、咽頭から気管につながる喉頭《こうとう》では喉頭蓋《がい》が下がり、**気管の入り口がふさがれるとともに食道の入り口が開きます**。こうした嚥下反射が起こることで、食塊は気管に入ることなく、咽頭を通過し、食道に送り込まれます。

●**食道を通過していく（食道期）**　食道の壁が収縮・弛緩《しかん》（ぜん動）をくり返しながら、食塊を下へ下へと送り、胃に到達させます。

こうした過程のどこかに問題が生じ、一連の流れがスムーズに進まなくなると、うまく食べられなくなります。なかでも重要なのは、咽頭期に嚥下反射として起こる咽頭から食道への送り込みの過程です。**食塊が食道をそれて気管に入り込む誤嚥や、途中で止まって気道をふさぐ窒息が起こる危険性**があるからです。通常、わずか0・5秒ほどで終わるこの過程が問題なく進むかどうかが、口から食べられるかどうかを判断する重要なポイントです。

摂食嚥下の流れ

食べることすべてを「摂食」、飲み込むことを「嚥下」といいます。さまざまな器官の連携により、口から食べることができています。

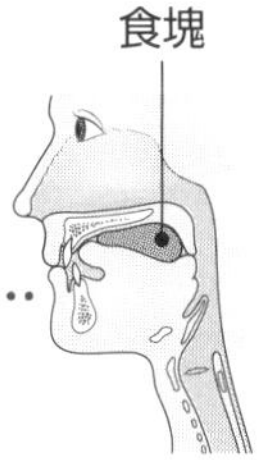

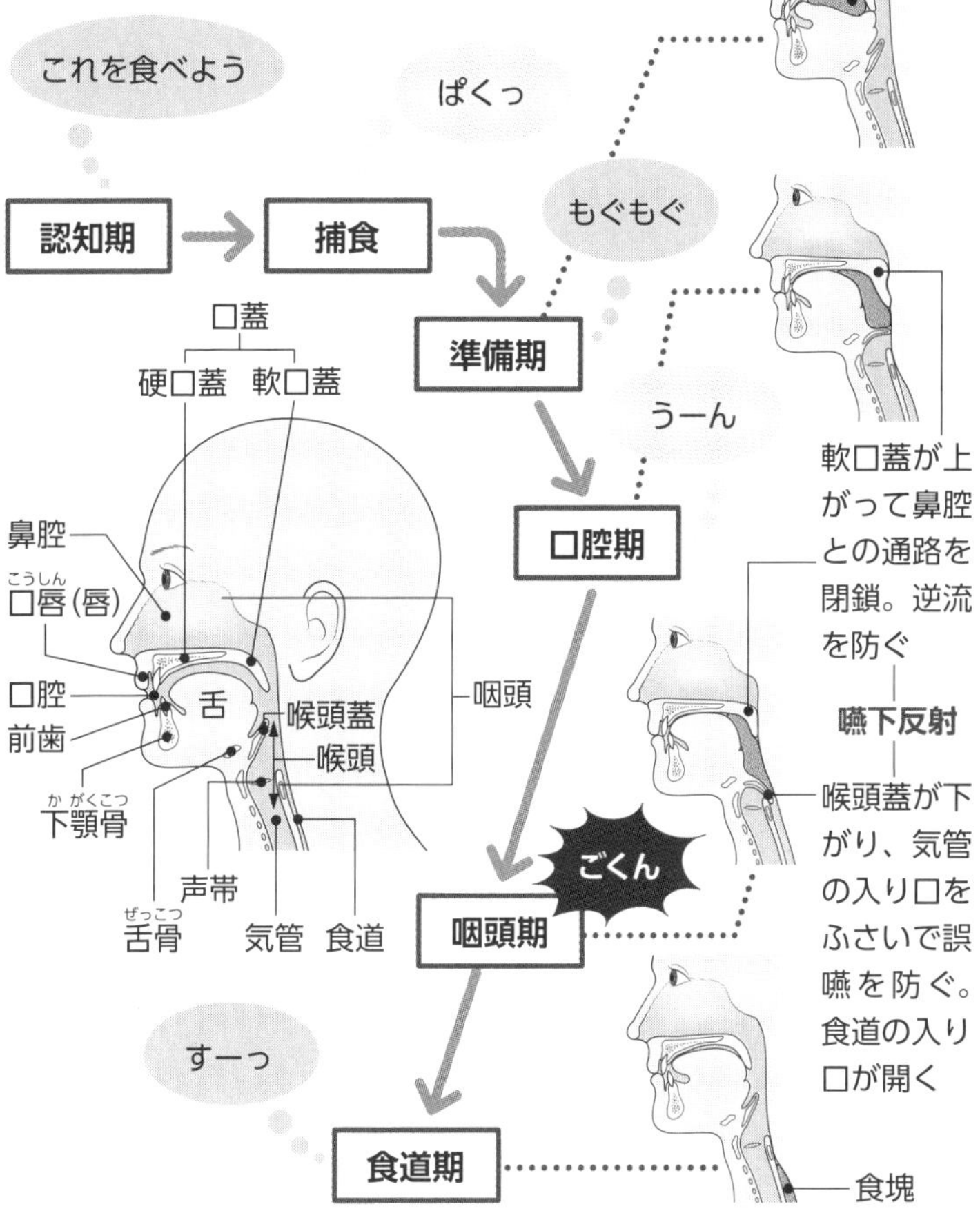

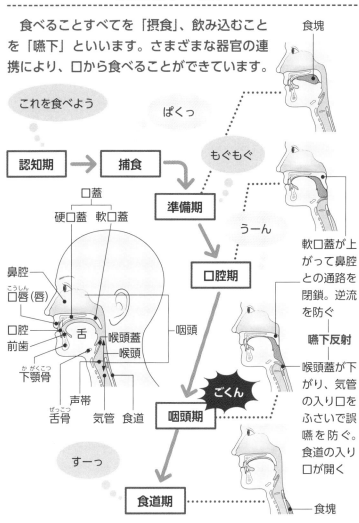

Q5 なぜうまく食べられなくなるのでしょう？

食べる行為を成り立たせている一連の流れを妨げる原因はいろいろですが、大きく3つのタイプに分けることができます。

● **組織に病的な変化が起きている**　目で見てわかる形や構造の変化が生じ、通路がふさがれているタイプ。**炎症や腫瘍など**が原因です。

● **精神活動に問題が生じている**　食物を食物として認識できない、食べる意欲がわかないなど、捕食《ほしょく》以前の段階で問題が起きているタイプ。**認知症やうつ病、意識障害など**により起こることがあります。

● **運動機能が損なわれている**　組織に明らかな病変はないものの、神経や筋肉の働きに異常がみられるタイプ。**脳卒中の後遺症による麻痺《まひ》、神経・筋疾患**、加齢とともに生じやすくなる**サルコペニア**（筋肉減少症→Q８）などによるものがあります。

それぞれが重なり合い、問題を大きくしていることもあります。

なお、食べる過程のどこに問題が生じているかで、現れる症状は少し違います。食物に興味・関心を示さない、食物に口をつけても反応しないのは、**認知期の障害**ととらえられます。**捕食の障害**は、唇《くちびる》を閉じられない、唇の閉じ方に左右差がある、食物が口からこぼれる、よだれが多いなどという症状につながります。

あごが上下するだけでうまく噛めないのは**準備期の障害**、口からのどに送り込めないのは**口腔《こうくう》期の障害**です。口の中に食べ残しがたまっていたり、舌を自由に動かしたり突き出したりできないのは、準備期でも口腔期でもみられます。口腔期の障害では、言葉が聞き取りにくい、話しづらいといった症状が現れることもあります。

咽頭《いんとう》期の障害は、食べるとむせる、食後に咳《せき》が出る、のどに残留感がある、飲食後に声がかすれる、唾液でむせるなどといった症状が現れやすくなります。胸がつかえる、飲み込んだものが逆流し、嘔吐《おうと》する、食後、夜間などにむせる、咳が出るなどの症状があるようなら**食道期の障害**が疑われます。

ただし、食べる過程は明確に区別できるものではなく連続的に起きるもの。複数の過程に問題が生じていることもあるため、症状だけで正確な診断はできません。必要に応じて詳しい検査を受けてください（→Q17）。

Q6 嚥下障害の始まり方は？

嚥下障害は、急に生じることも徐々に問題が明らかになっていくこともあります。

●**急に食べられなくなるパターン**　急病や手術直後など、全身状態に影響するような事態が起きたときには、嚥下障害も起こりやすくなります。急性の嚥下障害の原因となる病気としてもっとも多いのは**脳卒中**です（→Q21）。

治療による影響で食べられなくなることもあります。がんなどの**手術後間もない時期**には、絶食とされることがあります。**放射線療法や化学療法の影響**で、吐き気、食欲の低下、口腔《こうくう》粘膜の障害などが起き、食べられなくなることもあります（→Q23）。

体調が悪くなると食欲は低下しがちです。栄養不足により全身状態が悪化すると、ますます食欲低下が進み、急激に食べる力が衰えてしまうことがあります。必要に応じて、

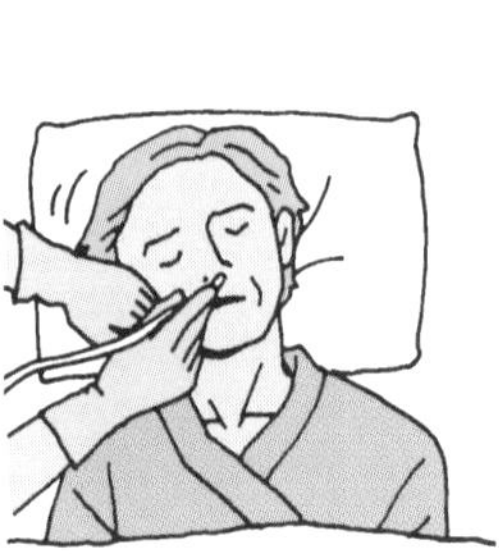

管（チューブ）を介して栄養剤などを補給する経管栄養（→5章）をおこないながら、できるだけ早く、適切に口から食べるための訓練を始めることが大切です。

●**徐々に問題が明らかになるパターン**　口から食べているからといって、嚥下機能に問題がないとはいえません。これといった病気はなくても、**加齢に伴うさまざまな変化が、嚥下機能の低下に結びつくおそれ**があります。食べることにかかわる筋肉や神経の病気をもつ人は、持病の進行に伴って徐々に嚥下障害の程度も進んでいくおそれがあります。腫瘍などの病変がだんだん大きくなり、食物の通過をじゃまして嚥下障害を引き起こしていることもあります。

持病の治療のために常用している薬の影響で、嚥下機能が低下していると考えられる例もあります。ただ、病気の治療に欠かすことができない場合もあるため、自己判断で薬を減らしたり、やめたりするのは危険です。

▼摂食嚥下障害を起こす可能性のある薬

- 抗精神病薬
- 睡眠薬
- 抗不安薬
- 抗うつ薬
- 気分安定薬
- 抗てんかん薬
- 抗ヒスタミン薬
- 抗コリン薬
- 抗がん剤
- ステロイド
- 筋弛緩《しかん》薬
- β遮断薬
- カルシウム拮抗薬
- ビスホスホネート薬
- 非ステロイド性抗炎症薬

など

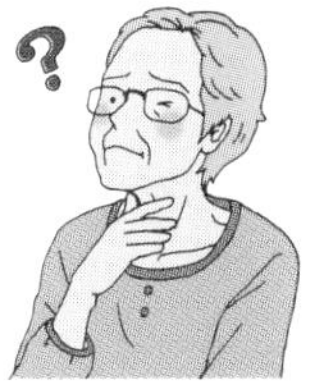

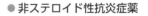

Q7

年をとると誤嚥しやすくなるのはなぜですか？

誤嚥が増えるのは、嚥下障害があることの現れです。その**嚥下障害の根底には「年をとること」があります**。年齢を重ねれば、だれしも筋肉や神経の働きは低下していきます。高齢になれば多かれ少なかれ嚥下機能の低下がみられるようになり、誤嚥も生じやすくなります。持病があればなおさらです。

加齢に伴うさまざまな変化には、だれもが避けることのできない生理的なものだけでなく、本来使うべき機能を使わないでいる間に機能低下が進んだ結果として生じるものもあります。活動量が低下し、体を動かす機会が減ると、筋肉や骨、関節など、運動にかかわる器官の機能低下が進みやすくなります。これを**廃用症候群**《はいようしょうこうぐん》といいます。病気をかかえていたり、病後、安静にしている時期が長かったりすると、廃用症候群が起こりやすくなります。筋肉量がいちじるしく減少した状態は**サルコペニア**といわれ、**高齢者の嚥下障害との関連**が注目されています（→Q8）。サルコペニアの要因はさまざまですが、活動量の低下と低栄養はサルコペニアを進めるおそれがあります。誤嚥せずに十分な栄養のある食事を口から食べられるかどうかは、筋肉や神経の働きだけでなく、「食べたい」という意欲や、食べやすい食事を用意できるかといった問題もかかわってきます。心身の衰えが進み、生活に困る事態になれば、「食べること」に関する問題をかかえやすくなります。**介護が必要になる一歩手前の状態は「フレイル」**といわれます。英語の「フレイルティ」が語源とされ、**虚弱**と訳されますが、フレイルティが身体機能の低下のみを指すのに対し、「フレイル」は身体面だけでなく、心理的、社会的な面まで含めた弱まりを示す用語です。

フレイルと、食の問題は切り離せない関係にあります。十分に食べられない状態が続けばフレイルが起こりやすくなり、フレイルに陥るとますます食べられなくなっていくという**悪循環が生じやすい**のです。加齢とともに起こりやすい**「オーラルフレイル（口腔《こうくう》機能低下症）」**も、食べづらさに直結する問題です。

加齢とともに生じやすい変化のどこに目を向けるかで呼び名は変わりますが、いずれにしろ食べる力の低下と関連します。若い頃には健康だったとしても、年齢とともに食べる力は低下しやすく、誤嚥も起こりやすくなるわけです。

Q8 嚥下障害とサルコペニアの関係は？

サルコペニアは筋肉減少症ともいわれますが、ここでいう筋肉とは姿勢を保ったり、体を動かしたりするときに働く骨格筋を指します。**全身の骨格筋が、生理的な変化を超えていちじるしく減少した状態がサルコペニアで、全身のサルコペニアがあると、誤嚥性肺炎になる確率が約4倍**になると報告されています。サルコペニアは、加齢をベースにそのほかの要因が加わって生じるものと考えられます。

● **加齢**　筋肉量は30歳頃をピークに、年齢が上がるにつれて、通常は徐々に減少していきます。筋肉量が減れば、当然筋力は低下します。

● **栄養**　低栄養、とくにたんぱく質の不足は筋肉量を減らしてしまいます。

● **活動**　動かさないと、筋肉量は減っていきます。寝たきりの状態になると、足の筋肉量は1日に0・5～1％ずつ、筋力は1～3％ずつ低下していくとされます。

● **疾患**　急病や手術、ケガなどは活動量の低下や栄養状態の悪化をまねき急激に筋肉量を減らすおそれがあります。神経・筋疾患の影響で筋肉量が減ることもあります。

口から食べるときに働く筋肉の多くは、呼吸をしたり、声を出したりするときにも使われています。安静時にも呼吸から刺激が入ってくるために、手足を動かす骨格筋にみられるような廃用《はいよう》（使わないことによる筋肉の衰え）は起こりにくいとされます。しかし、摂食嚥下にかかわる筋肉のなかでも、**飲み込む動作をするときに働くオトガイ舌骨筋《ぜっこつきん》**は例外です。呼吸からの刺激がないか、あってもごくわずかとされます。**意識的に鍛えないと筋力が低下し、嚥下障害を起こしやすい**のです（訓練法についてはQ31）。

多くの高齢者は、なんらかの持病がみられ、活動量も栄養摂取も十分とはいえない生活を送っています。サルコペニアが生じやすく、進みやすい状況が続けば、オトガイ舌骨筋だけでなく、嚥下にかかわるさまざまな筋肉の働きも低下し、嚥下障害につながるおそれがあります。

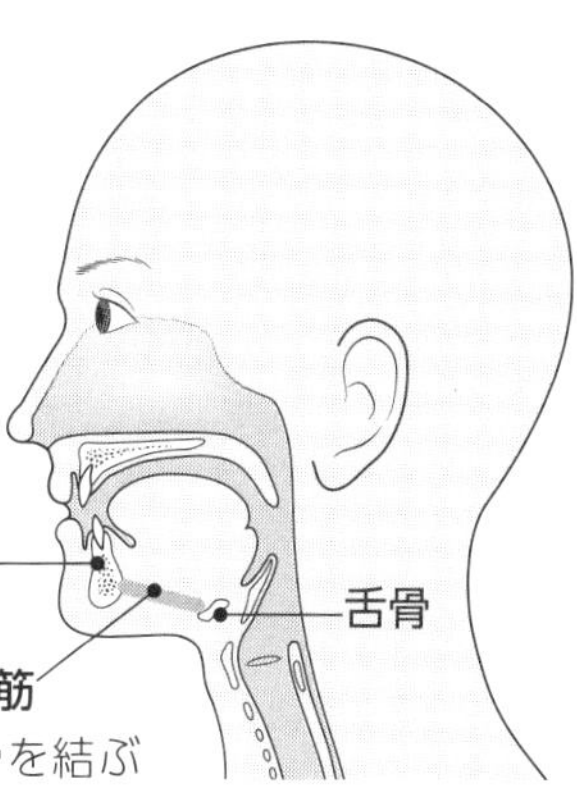
下顎骨《かがくこつ》
オトガイ舌骨筋
下顎骨と舌骨を結ぶ筋肉群のひとつ

Q9 嚥下障害があるかどうか、自分でチェックできますか？

急に食べられない状態になれば、医療者への相談をためらうことはないでしょう。ところが、徐々に状態が悪化していく場合には、気になる様子はあっても嚥下障害のサインとは気づかず、本人も家族も見過ごしがちです。まずは嚥下障害の存在に気づくことが必要です。

● **むせたり、咳《せ》き込んだりすることが増えてきた**　嚥下機能の低下により誤嚥が生じやすくなっている可能性があります。通常、気道内に異物が侵入すると反射的に激しい咳《せき》が起こります。これがいわゆる「むせる」という状態です。水分はとくにむせやすく、飲食していないときに唾液でむせることもあります。食事中や食後すぐに咳き込むことが増えている場合も誤嚥が疑われます。

● **肺炎をくり返している**　むせるのは苦しいものですが、むせることができれば異物は気管から排出されていることが多いと考えられます。問題は、**むせないから誤嚥**

していないとはいえない点です。原因はさまざまですが、誤嚥してもむせないことがあります。「むせない誤嚥」は不顕性《ふけんせい》誤嚥、無症候性《むしょうこうせい》誤嚥といわれ、誤嚥性肺炎をまねく危険性がより高くなります。**肺炎をくり返す**ようなら、食物や唾液が気管に入り込み、肺炎を起こしやすくしている可能性があります（→Q11）。

● **声の変化、痰《たん》のからみやすさなど**　摂食嚥下にかかわる器官の多くは、息をしたり、声を出したりするときにも使われます。食べる力が衰えていると呼吸や発声にも問題が生じやすくなります。**食後、がらがら声、かすれ声になる**場合は、のどの奥に残留物がたまっている可能性があります。**痰がからみやすい**人も要注意。誤嚥があると痰の量が増加します。

● **やせてきた、食べるのが遅い、食事をすると疲れる、残す量が多い**　嚥下障害があると、食べるだけでひと苦労。十分に食べられず体力が低下している可能性もあります。

● **食べこぼしが多い**　取り込み障害、口唇《こうしん》、頰の麻痺《まひ》などが考えられます。

● **食物や酸っぱい液が上がってくる**　胃の内容物が逆流しやすくなっている現れです。

● **寝ているときに咳き込むことが多い**　逆流による誤嚥の疑いがあります。

▼摂食嚥下障害評価のための質問紙（聖隷《せいれい》式嚥下質問紙）

日頃の様子をふり返り、回答してみましょう。

1	肺炎と診断されたことがありますか?	A くり返す	B 一度だけ	C なし
2	やせてきましたか?	A 明らかに	B わずかに	C なし
3	ものが飲み込みにくいと感じることがありますか?	A よくある	B ときどき	C なし
4	食事中にむせることがありますか?	A よくある	B ときどき	C なし
5	お茶を飲むときにむせることがありますか?	A よくある	B ときどき	C なし
6	食事中や食後、それ以外のときにも、のどがゴロゴロ（痰がからんだ感じ）することがありますか?	A よくある	B ときどき	C なし
7	のどに食べ物が残る感じがすることがありますか?	A よくある	B ときどき	C なし
8	食べるのが遅くなりましたか?	A たいへん	B わずかに	C なし
9	硬いものが食べにくくなりましたか?	A たいへん	B わずかに	C なし
10	口から食べ物がこぼれることがありますか?	A よくある	B ときどき	C なし
11	口の中に食べ物が残ることがありますか?	A よくある	B ときどき	C なし
12	食べ物や酸っぱい液が胃からのどに戻ってくることがありますか?	A よくある	B ときどき	C なし
13	胸に食べ物が残ったり、詰まった感じがすることがありますか?	A よくある	B ときどき	C なし
14	夜、咳で眠れなかったり目覚めることがありますか?	A よくある	B ときどき	C なし
15	声がかすれてきましたか?（がらがら声、かすれ声など）	A たいへん	B わずかに	C なし

大熊るり他：「摂食・嚥下障害スクリーニングのための質問紙の開発」
日本摂食・嚥下リハビリテーション学会雑誌, 6 (1) :pp.3-8, 2002をもとに作成

● **のどや胸が詰まった感じがする**　まずは悪性腫瘍の有無を確認します。問題なければ機能的なものと考えられます。

● **飲み込みにくさ**　咽頭《いんとう》への送り込み障害などが考えられます。

● **口に食べかすが残る**　口腔《こうくう》内の知覚障害、舌の運動障害などがあるのかも。

● **硬いものが食べられない、食べ物の好みが変わった**　咀嚼《そしゃく》能力の低下、舌の機能低下、唾液の分泌不良などが疑われます。

右に示した質問紙は、嚥下障害がある可能性が高い人をふるいわけするスクリーニング用のもので、高い信頼性があります。経過をみたり、リハビリの効果を確認したりするためにも用いられています。判定のしかたは次のとおりです。

● **Aに当てはまる回答が1つでもあれば「嚥下障害あり」。Bに当てはまる回答は、複数あっても「嚥下障害の疑い」ないし「臨床上問題ないレベル」**

● **最近の研究では、A＝4点、B＝1点、C＝0点として、合計点数が8点以上を「嚥下障害あり」とする方法も有効**であるとされています。

Cのみなら今のところ嚥下障害の心配はなさそうです。ただし、判定結果はあくまでも目安です。気になることがあれば、医療専門職（↓Q15）に相談してください。

Q10

飲み込む力を確かめる方法は？

飲み込む力を確かめるためのスクリーニングテストのひとつに、**「反復唾液嚥下テスト」**があります。指示をきちんと理解できる状態の人であれば、家庭でも手軽にできる有用なテストです。意識がはっきりしているときに試してみましょう。

手順はいたって簡単です。楽な姿勢で座り、のど仏に指を当てながら、**30秒間つば（唾液）の飲み込みをくり返し、飲み込めた回数を数えます。**口の中が乾燥していると飲み込み動作をしにくいので、口をゆすぐなどして、口内を湿らせてからおこなうようにします。

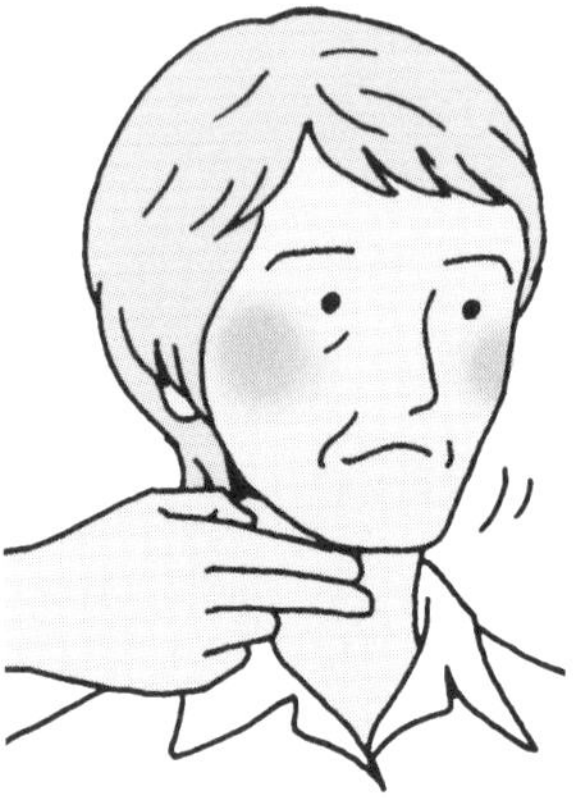

指でのど仏の動きを確認しながら、つばを飲み込む動作をくり返す

のど仏の動きに注目　「ごくん」と飲み込むときには、のど仏や舌骨《ぜっこつ》が引き上げられ、また元の位置に戻るという動きがみられます。テストをする人、あるいはテストを受ける本人が、のど仏の上に指の腹を当てながらおこなうと、飲み込めているかどうかがよくわかります。

30秒間で2回以下なら対策が必要　健康なら何回も「ごくん」と飲み込めます。高齢者の場合、3回以上「ごくん」とできれば、嚥下機能に特別な問題はないと考えられます。

30秒間では「ごくん」とできない、あるいはできても1～2回というように飲み込みに苦労するようなら、嚥下機能の低下が疑われます。実際の食事の場面でも、飲み込みに苦労していると考えられます。食べ方、食べるものの性状に工夫が必要な状態かもしれません。専門的な知識のある医師や看護師、介護職の人などに相談をしてみましょう。場合によっては専門的な検査も必要です。

医療機関などでは、唾液ではなく少量の水を実際に飲んでもらう**「水飲みテスト」**が実施されることもあります。

通常は、常温の水30㎖を用います。楽な姿勢で座り、コップに入れた水を飲み、飲み方、むせの状態、飲み終わるまでの時間などから、異常があるか判断します。

飲み方とむせの状態は、①1回でむせずに飲めた、②むせないが2回以上に分けて飲んだ、③1回で飲めたがむせた、④2回以上に分けて飲んでもむせた、⑤むせてしまい全部飲めない、という5つのパターンに分類できます。

①で5秒以内に飲めれば嚥下機能は正常、①でも5秒以上かかった場合や②の場合は異常の疑いがあります。③、④、⑤なら、嚥下機能に異常ありととらえられます。

重度の嚥下障害では、わずかな量でもむせたり、呼吸が苦しくなったりすることもあるため、さらに水の量を減らした**「改訂水飲みテスト」**をおこなうこともあります。改訂水飲みテストでは、冷水3mLを口の中に注ぎ、飲み込めるかどうか、むせるか、呼吸や声に変化がみられるかなどを確かめます。重い嚥下障害がある人の水飲みテストは、必ず専門のスタッフのもとでおこなうようにします。

▼水飲みテスト

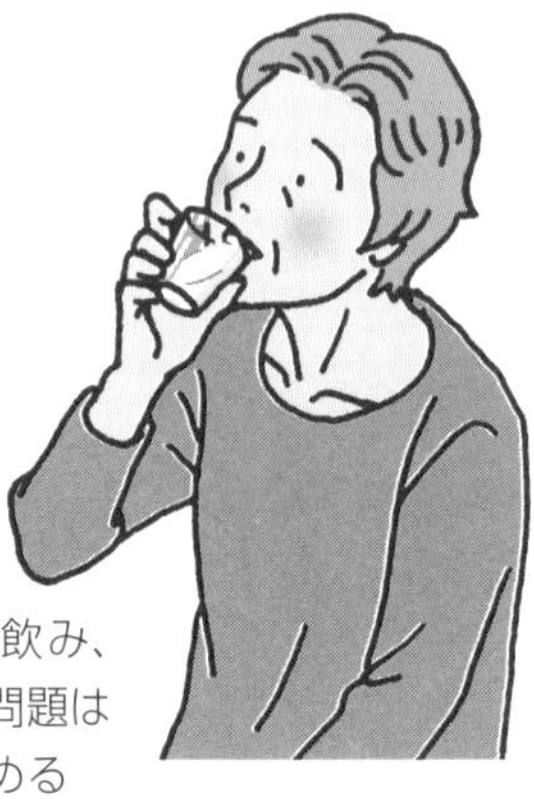

少量の水を飲み、嚥下機能に問題はないか確かめる

Q11

誤嚥性肺炎とは? ほかの肺炎との違いは?

肺炎は、肺に炎症が生じ、呼吸困難をまねく病気です。炎症を起こす原因はさまざまですが、嚥下障害による**誤嚥がきっかけとなって発症する肺炎が、誤嚥性肺炎**です。

誤嚥性肺炎は、食物や雑菌(細菌など)を含んだ唾液などの異物が気管に入り込むことで生じます。細菌性の肺炎のほか、胃液などが逆流し、強い酸で気道粘膜や肺組織が傷つくことで生じやすくなる化学性肺炎なども、誤嚥性肺炎のひとつととらえられます。肺炎は誤嚥以外の原因でも起こります。ウイルスや細菌、微生物などによる肺炎や、原因がはっきりしない間質性肺炎などがあります。**高齢になればなるほど、誤嚥性肺炎の割合が増えていきます。**

肺炎は、誤嚥性と非誤嚥性のものを合わせれば、日本人の死因の第4位を占めるほどの重い病気です。そして、**肺炎による死亡者の95%以上は、65歳以上の高齢者**が占めています。新型コロナウイルス感染症など、ウイルス性肺炎を心配される人も多いことでしょう。しかし、実際のところ**高齢者では、ウイルス性肺炎として発症した場合でも、ウイルス感染による全身の体力低下、持病の悪化、そして咽頭痛《いんとう》などが嚥下力の衰えをまねき、誤嚥性肺炎につながるケースが少なくない**と思われます。

嚥下障害があると、誤嚥してもむせないことがあります。不顕性誤嚥《ふけんせいごえん》、無症候性誤嚥《むしょうこうせいごえん》といわれる「むせない誤嚥」は、異物を気管から追い出しにくいため、誤嚥性肺炎をまねく危険性がより高くなります。栄養状態が悪い、口腔《こうくう》ケアが不十分、未治療のむし歯がある、経管栄養をおこなっている、喫煙習慣がある、持病がある、呼吸機能が低下している場合などは、とくに注意が必要です。

食事の時間以外でも誤嚥は起きます。口から食べることができない状態が続いている場合でも、誤嚥性肺炎の予防を心がけることが大切です。

● **口腔ケア**　歯磨きなど、きちんとケアを続けていきましょう。口の中で細菌が繁殖して細菌の巣窟《そうくつ》（コロニー）ができると、咽頭や喉頭《こうとう》も汚染され、唾液や分泌液に雑菌が含まれやすくなります。これを誤嚥すると肺炎につながります。

● **夜間の逆流の防止**　胃の内容物の逆流は、とくに横たわって眠っているときに起こりやすくなります。胃食道逆流液の誤嚥による誤嚥性肺炎をくり返している人は、夜、眠るときにもベッドの背を少し起こし、体が水平にならないようにすることがすすめられます（→Q70）。

誤嚥がきっかけになる肺炎の起こり方

嚥下機能が低下していると、飲食のとき以外にも誤嚥が生じやすくなります。

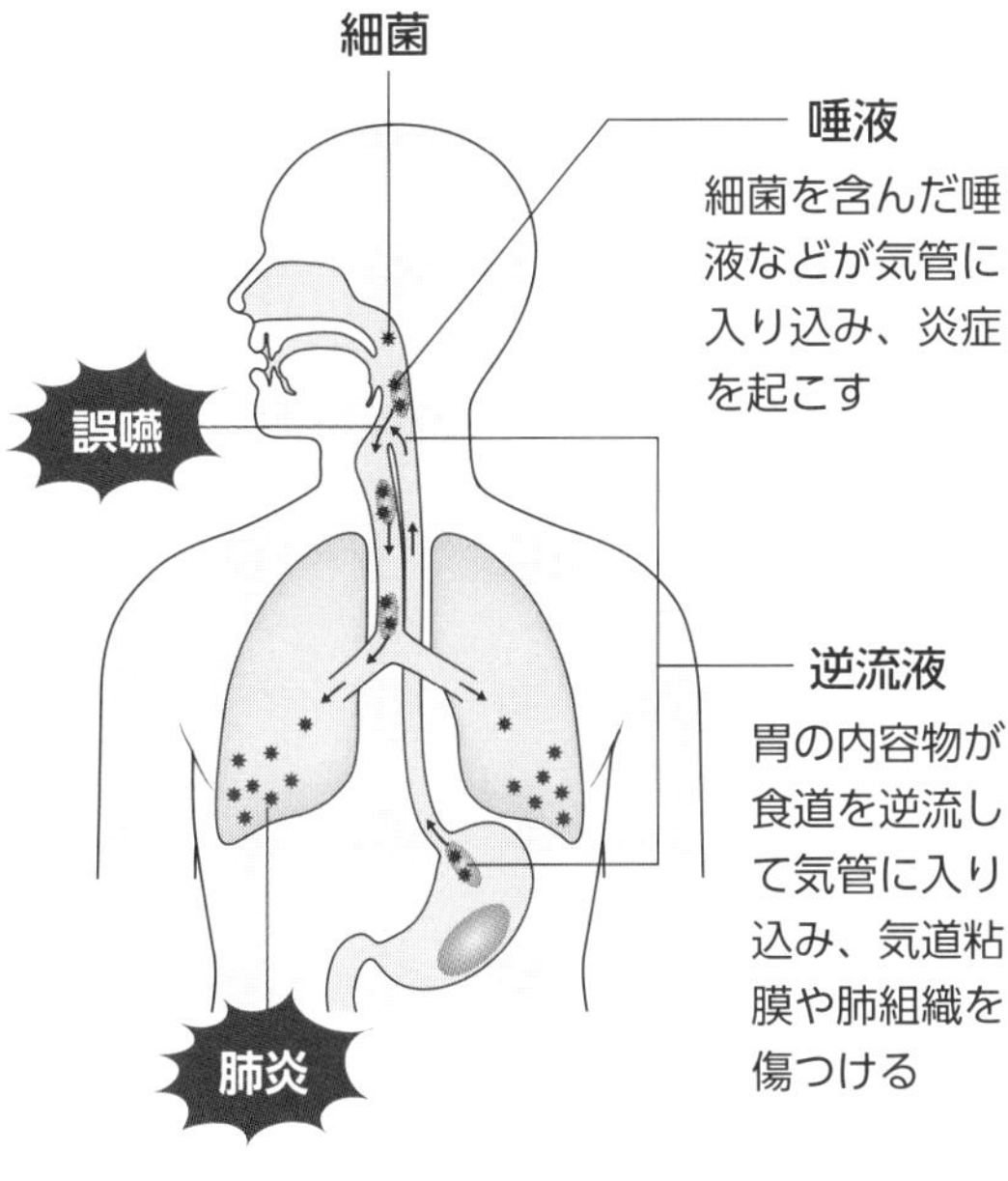
細菌
唾液
細菌を含んだ唾液などが気管に入り込み、炎症を起こす
誤嚥
逆流液
胃の内容物が食道を逆流して気管に入り込み、気道粘膜や肺組織を傷つける
肺炎

背を少し上げた状態で寝ると逆流が起こりにくい。15度程度の傾斜なら、眠りを妨げられることはない

Q12 ただの風邪か肺炎か、見分ける方法は？

肺炎の症状というと、高熱と激しい咳《せき》をイメージするかもしれません。しかし、**症状だけで肺炎かどうかは判断できません。**

●**肺炎の典型的な症状**　発熱、激しい咳と黄色い痰《たん》、呼吸が苦しい、肺雑音がある。

●**肺炎の可能性がある症状**　食欲がない、食後疲れてぐったりしている、ぼーっとしていることが多い、失禁するようになった、口の中に食べ物をため込んだまま飲み込まない、なんとなく元気がない、ふらついて歩けない、呼吸が速い。

とくに**高齢者の場合、はっきりとした症状が出にくいことも**あります。「調子が悪そうだけど熱が高くないから、ただの風邪だろう」「むせずに食べられているから誤嚥性肺炎にはなるまい」などという思い込みは治療の遅れにつながるおそれがあります。**「いつもと違う」と感じたら早めに受診**しましょう。肺炎かどうかは胸部レントゲン検査（胸部ＣＴ検査ならより確実）や、血液検査を受ければ診断がつきます。

2

嚥下障害は治るのか

Q13

嚥下障害は治るのでしょうか？

直接的な原因がなんであれ、高齢者の嚥下《えんげ》障害の**大半は加齢の影響**がみられます。嚥下機能が低下した状態から、なんの制限もない食事を3食自分の口から食べ、なんの問題も起こらない状態に戻ることを「治る」というのであれば、「治った」とはいえない例も多いのが実情です。

嚥下障害に対しては「治す」というより、それぞれの嚥下機能に合わせ、安全に食べられるようにしていくことを考えます。嚥下障害があっても口から食べられるようにするための取り組みとして、**摂食《せっしょく》嚥下リハビリテーション（嚥下リハビリ）**がおこなわれます。嚥下リハビリの目的は、口から食べて味わう喜びを大切にすること。これが基本ですが、同時に栄養不足に陥らないよう「口からだけ」にこだわりすぎないこと、そして誤嚥《ごえん》や、誤嚥による肺炎をできるだけ防ぐことも重要な目的です。

適切な嚥下リハビリをおこなったうえで、嚥下障害の程度がどのように変化していくか、予想される経過は４つに大別されます。

●**よくなる**　脳卒中の急性期にみられる嚥下障害。多くは時間とともに回復します。薬の影響による嚥下障害なら薬の中止や変更によりよくなることもあります。

●**そのまま維持**　脳卒中の慢性期や、腫瘍の手術後の慢性期、持病のない高齢者など。

●**変動する**　パーキンソン病などによる場合は、薬の効きぐあいで大きく違います。

●**悪くなる**　神経・筋疾患（ALSなど→Q60）によるものは、嚥下リハビリを続けても悪化していく可能性が高いでしょう。

今のところ食べられているのなら、口から食べ続けられるようにするとともに、食べる力を保つ訓練や、安全な食べ方を実践することも必要です。

口から食べられない状態なら、管を介した栄養補給がしばしばおこなわれます（→5章）。そのような場合でも、「もう口からは無理」とすぐにあきらめないでください。肺炎や窒息の危険を避けるという安全面だけでなく「食べる喜び」も大切です。それぞれの状態に合わせ、少しでも食べられるように、嚥下リハビリに取り組んでいきましょう。ただし、手を尽くしても、食べられるようにはならない場合もあることは心にとめておきましょう。

Q14 嚥下リハビリでは、どのようなことをおこないますか？

「リハビリ」というと、機能を回復させるための訓練（トレーニング）を思い浮かべる人も多いでしょう。しかし、嚥下リハビリ（↓Q13）は訓練だけで成り立つものではありません。ほかにもさまざまな取り組み方があります。

●治療・機能回復訓練　食べづらさの原因になっている障害そのものを治療したり、治療がむずかしい場合には、嚥下機能の維持・回復をはかるための訓練をおこなったりしていきます。

食物の通過を妨げている腫瘍などの病変がないことが確認できていれば、**嚥下機能をアップさせるために訓練を重ねることが嚥下障害への対応の重要な柱**になります。訓練には、食べ物を用いない**基礎訓練**（↓3章）と、実際に食べながら進める**摂食訓練**（↓4章）があります。嚥下機能改善手術が検討されることもあります（↓Q40、41）。

●足りない機能の補完　嚥下機能が完全に回復しないと考えられる場合や、あるいは回復までにかなり時間を要するときは、今の機能のままでも安全に食べられるよう、食事内容の見直し、姿勢などの工夫、栄養不足を補うための方法などを考えていきます（↓4章）。

●**心理的なサポート**　本人や家族に「食べたい／食べさせたい」という意欲がないと、嚥下リハビリ全体がうまく進まなくなります。本人や家族の悩みを聞き、いっしょに考えていけるような受け皿となる人の存在も必要です。専門職がかかわり、適切にアドバイスしていきます。

●**環境整備**　本人が生活する場となる家庭などで、適切な食事を提供するにはどうすればよいかなどを考え、調整していきます。家族、介護者が嚥下障害について学び、調理の工夫などで、機能に合わせた食物を提供できるようにしていきます。

このように、嚥下リハビリにはさまざまなアプローチのしかたがあり、どれも並行しておこなうことで、食べる力が総合的に高まっていきます。

それぞれの患者さんの状態に合わせて、口から安全に食べられるようにすることを目指し、多角的な取り組みを続けていくことが大切です。

Q15 だれに相談すればよいですか？

嚥下障害に対しては、医師をはじめ、さまざまな専門職がかかわりながら、チームとしてサポートしていく必要があります。ただし、だれが嚥下リハビリを主導し、各専門職がどうかかわっていくかは、原因や程度、嚥下障害をかかえる人が置かれている状況によって異なります。

脳卒中などの病気や、病気の治療に伴って嚥下障害が起きてきた場合には、**原因となっている病気を診ている医師**を中心に対応していきます。家庭で暮らしながら、徐々に食べづらさが増している場合には、まずは本人や家族が、**かかりつけの医師や身近な看護職、介護職**にアドバイスを求めるのがよいでしょう。日常診療で嚥下障害に対処してくれる医師も増えているので、**耳鼻咽喉科や歯科、消化器科やリハビリテーション科**などを受診するのも一法です。

摂食嚥下外来などを開いている医療機関もあります。どのような患者さんを受け入れているかは各医療機関によって異なりますが、入院先・通院先の医師が嚥下リハビリに積極的ではない場合には、事前に連絡したうえで受診してみてもよいでしょう。

また、日本摂食嚥下リハビリテーション学会では**「認定士」**、日本嚥下医学会では**「嚥下相談医（員・歯科医）」**という制度が設けられています。学会ホームページなどで確認し、有資格者に相談してもよいでしょう。

▼摂食嚥下のケアに取り組むメンバー

医　師	病気の治療や全身管理、リスク管理。検査や訓練指示。耳鼻咽喉科、リハビリテーション科、歯科、歯科口腔外科、神経内科、消化器科（小児では小児科）
看護師／看護助手	安全な食事のしかたなどをアドバイス。専門的な知識をもつ摂食・嚥下障害看護認定看護師もいる
言語聴覚士(ST)	食べる力を取り戻すためのリハビリ訓練、呼吸訓練の指導
理学療法士(PT)	食べる力を取り戻すためのリハビリ訓練、呼吸訓練の指導
作業療法士(OT)	食べる動作に関連した訓練や補助器具の調整
歯科医師／歯科衛生士	口腔ケアの指導、歯科治療、入れ歯や補助具の作製など
栄養士／管理栄養士	症状に合わせた食事内容をアドバイス
薬剤師	嚥下ができない人への薬の処方のしかたなどを工夫
放射線技師	嚥下造影検査（→Q17）など、専門的な検査
医療ソーシャルワーカー	在宅で過ごすための環境調整、社会資源などの紹介
ケアマネジャー	介護保険を利用したケアプランの作成など
介護福祉士／ヘルパー	在宅または施設での介護を担当する

嚥下障害の程度が軽い場合、それぞれの家庭で家族が主導的な役割を果たすことになるのが実情です。本書を手がかりに、できることから取り組んでみてください。状態が悪化したときには病院での治療を検討するなど、周囲のサポートも必要です。

状況に応じてかかわり方は変わる

在宅で取り組むか、入院しながら取り組むかは、健康状態や障害の程度によって異なります。

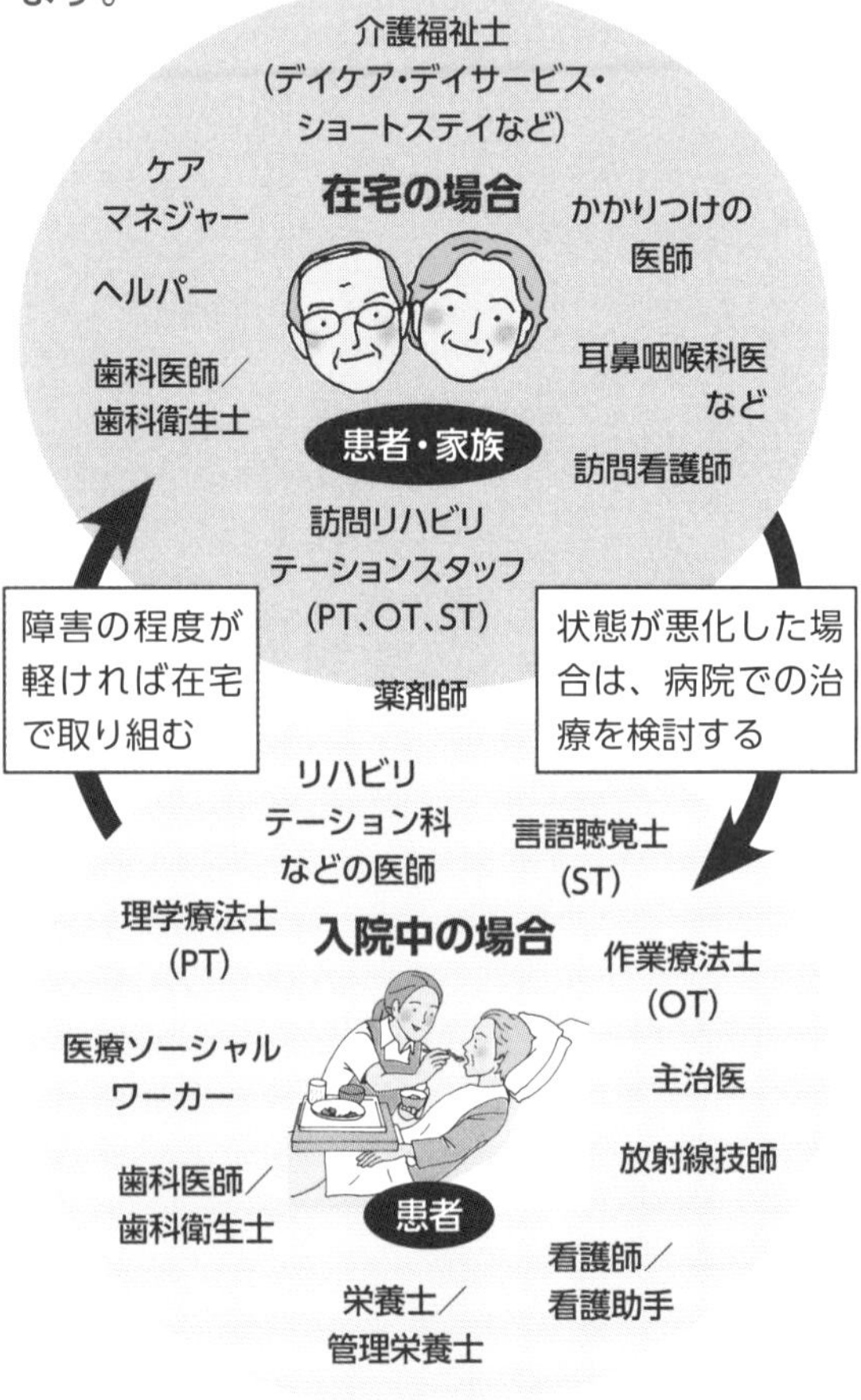

Q16 嚥下リハビリを始める前にしておくこととは？

食べづらさが強いようなら、まず現状を明らかにしておきます。

●**検査を受ける**　重大な病気がないことを確認しておくことが大切です。誤嚥せずに飲み込めているか、どのような性状のものなら誤嚥しにくいかなど、嚥下機能の最大能力で「できる」ことを実際に確かめるためには、専門的な検査が必要になります（→Q17）。

●**ふだんの様子を確かめる**　日頃の食事の様子から、摂食状況のレベル評価をおこない、「いつもしている」レベルを把握します（→Q18）。

「できる」のに「していない」のなら、食べる力があるにもかかわらず必要以上に制限している可能性があります。「できない」のに「している」のなら、今のままでは誤嚥などをくり返すおそれがあります。両方の視点からみることで、食べ方や食事内容の見直しが必要か、どんな訓練がよいかなど、今後の対応を考えやすくなります。

Q17 どんな検査がおこなわれますか？

嚥下障害の疑いがあるようなら、どこにどんな問題が起きているのか、誤嚥が生じているかを確かめておきます。そのために必要なのは、**エックス線、内視鏡などによる画像検査**です。

食物の通過を妨げている病変がみつかった場合は、病変の治療に必要な検査を追加し、対応を考えます。

● **嚥下造影検査**　動画撮影可能なエックス線透視装置を備えた医療機関でおこなわれる検査です。**造影剤を含んだ検査食を飲み込み**、口からのど、食道を通過していく様子を**エックス線で動画撮影**し、録画してあとで詳しく分析します。誤嚥

▼嚥下造影検査の画像

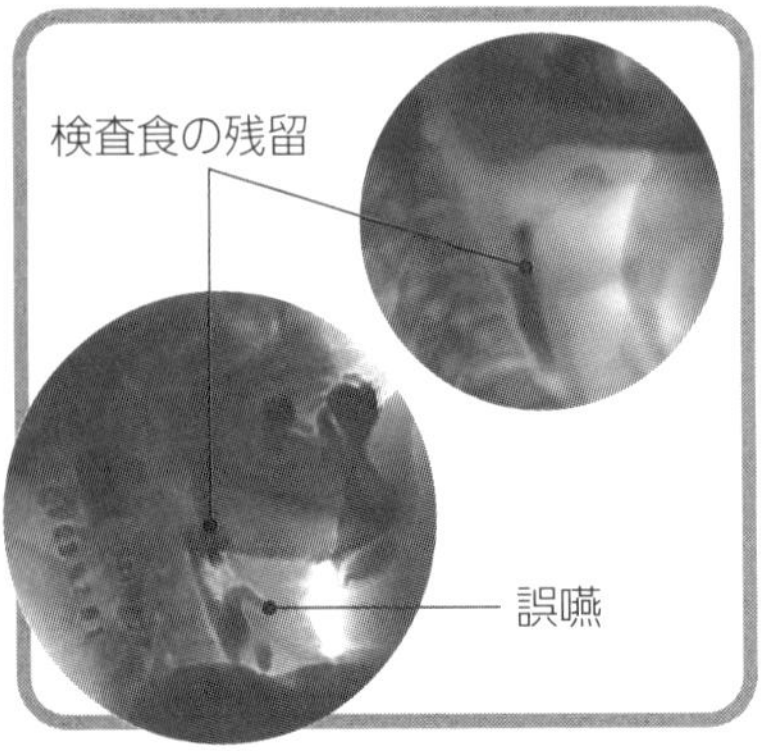

があるか、どこで残留しやすいかなどがよくわかります。舌や咽頭《いんとう》など、嚥下にかかわる器官の動きや形の異常、頸椎《けいつい》の病変の有無を確認することもできます。

準備期から食道期まで、**すべての摂食嚥下過程をみることができる**ので、嚥下障害の程度が重い人が口から食べるための訓練を開始する前には、必ず受けておきたい検査です。被曝量は通常の胃エックス線透視より少ないとされています。

●**嚥下内視鏡検査**　鼻から内視鏡を入れて観察する検査です。細くてやわらかな**ファイバースコープ（内視鏡）を鼻から挿入し、咽頭や喉頭《こうとう》の様子を観察**しながら録画します。のどの動きぐあいや、唾液や分泌物のたまりぐあいなどが確認できます。実際に食物を食べてもらい、飲み込みの状態などをみることもあります。

食道期の障害までは確かめられませんが、大がかりな検査装置は不要で、**自宅や施設への訪問診療でおこなうことも可能**です。エックス線を使わないので、被曝のおそれはありません。

▼**嚥下内視鏡検査の画像**

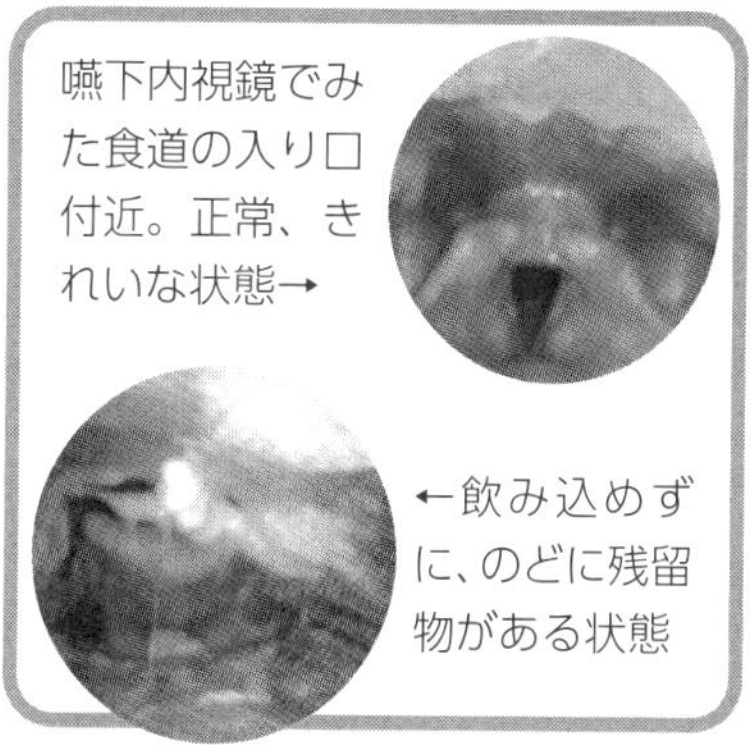

嚥下内視鏡でみた食道の入り口付近。正常、きれいな状態→
←飲み込めずに、のどに残留物がある状態

Q18 嚥下機能の程度を知る簡単な方法はありませんか？

嚥下機能がどの程度のレベルにあるのかは、Q17で紹介した検査で確かめる方法のほか、**ふだんの食事の様子から判断**することもできます。ここで紹介するのは、摂食嚥下障害の患者さんがどのくらい食べられているかを評価し、どの程度の嚥下機能があるかを知るための簡便な基準です。**1～10で示される数値**は「摂食嚥下障害患者における摂食状況のレベル」として、学術的にもリハビリの現場でもよく用いられています。**数値が高いほど嚥下機能は保たれている、低い場合は嚥下機能も低下していると**、とらえられます。

専門的な検査を何度もくり返すのは現実的ではありません。ふだんの食べ方、食べている内容をふり返り、摂食状況のレベルをみることで簡単に現状を把握することができます。食べられるようにするための訓練の効果を確かめたりするためにも有用です。

摂食状況のレベルを評価する方法

ふだんの状況に当てはめて答えていきましょう。

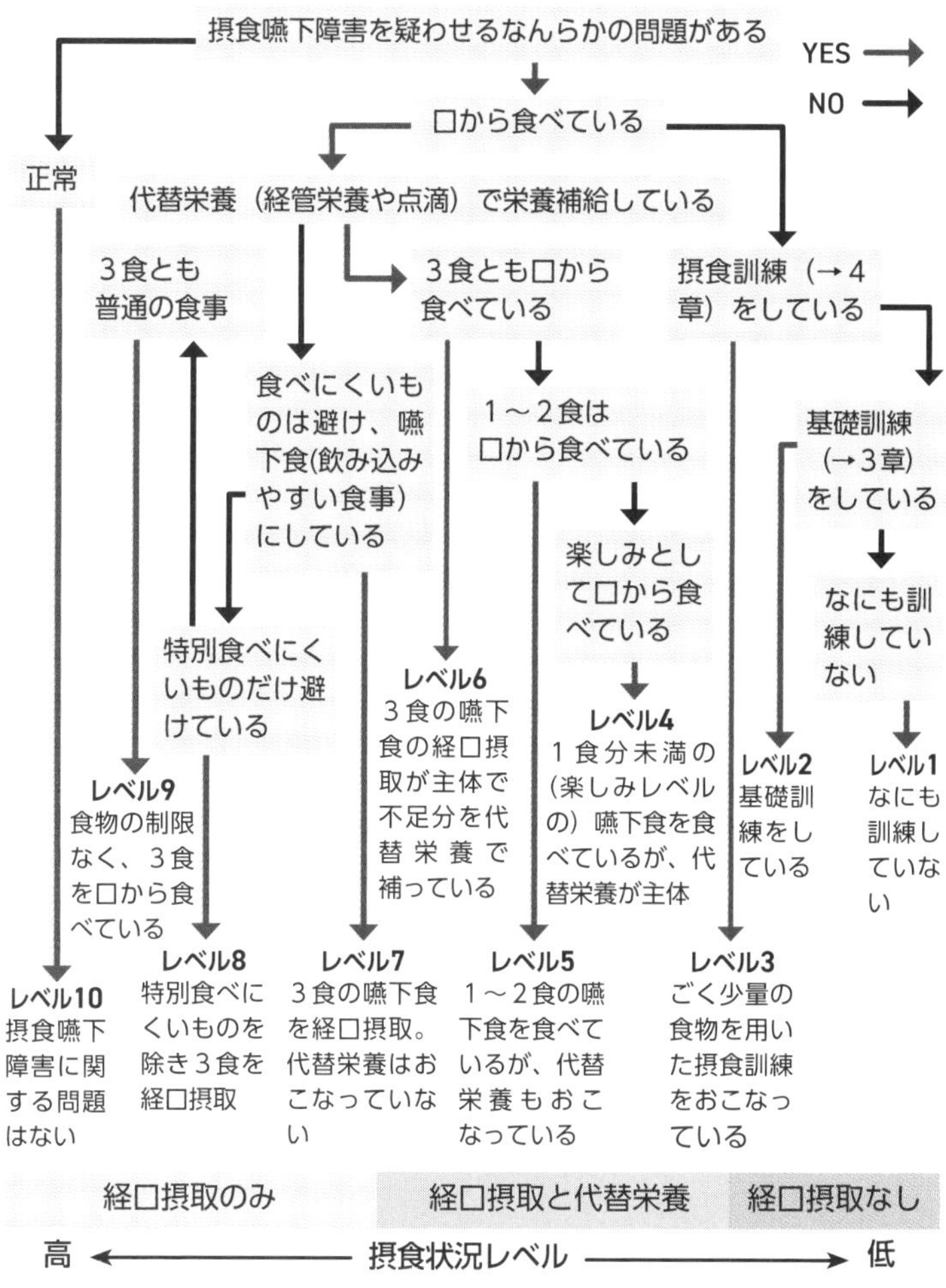

摂食嚥下障害を疑わせるなんらかの問題がある
YES
NO
正常
口から食べている
代替栄養（経管栄養や点滴）で栄養補給している
3食とも普通の食事
3食とも口から食べている
摂食訓練（→4章）をしている
食べにくいものは避け、嚥下食(飲み込みやすい食事)にしている
1～2食は口から食べている
基礎訓練(→3章)をしている
楽しみとして口から食べている
なにも訓練していない
特別食べにくいものだけ避けている
レベル6
3食の嚥下食の経口摂取が主体で不足分を代替栄養で補っている
レベル4
1食分未満の(楽しみレベルの）嚥下食を食べているが、代替栄養が主体
レベル2
基礎訓練をしている
レベル1
なにも訓練していない
レベル9
食物の制限なく、3食を口から食べている
レベル10
摂食嚥下障害に関する問題はない
レベル8
特別食べにくいものを除き3食を経口摂取
レベル7
3食の嚥下食を経口摂取。代替栄養はおこなっていない
レベル5
1～2食の嚥下食を食べているが、代替栄養もおこなっている
レベル3
ごく少量の食物を用いた摂食訓練をおこなっている
経口摂取のみ
経口摂取と代替栄養
経口摂取なし
高
摂食状況レベル
低

Q19 ふだんの生活で誤嚥の有無を確かめるには？

●本人の様子をよくみる　誤嚥に早く気づくには観察が重要です。体温や体重は毎日測りましょう。発熱、体重の減少、元気のなさなどがみられたら、早めに医師に相談を。

●聴診器で呼吸音を聞く　肺やのどの呼吸音が、飲食の前後で変化していれば誤嚥が疑われます。市販の安価な聴診器でも十分に役立ちます。ゴロゴロ、グーなどという低い音や、呼吸音が聞こえにくいところがある場合は注意が必要です。

●血液中の酸素濃度を測る　パルスオキシメーターという指先に挟んで使う機器で、酸素飽和度（血液中の酸素濃度）を計測する方法もあります。飲食後３％以上低下したり、90％以下になったりしたときは誤嚥などの異常が疑われます。

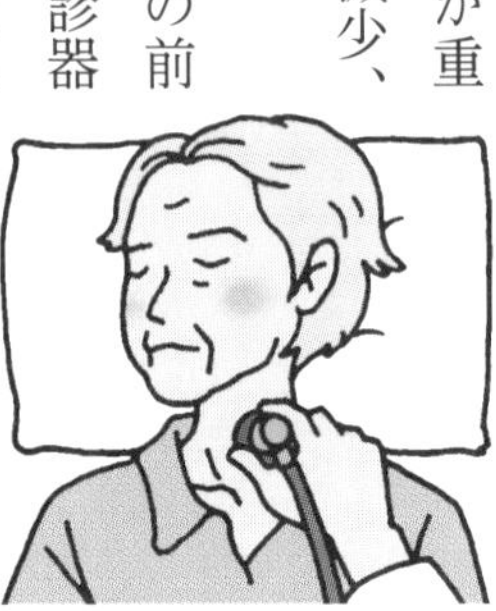

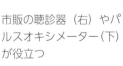

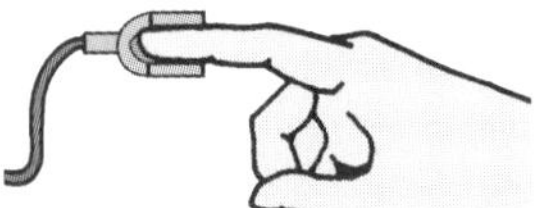

市販の聴診器（右）やパルスオキシメーター（下）が役立つ

Q20 嚥下リハビリを効果的に進めるには？

嚥下リハビリを効果的に進めるには、本人や家族、関係者が共通の目標をもつことが大切です。「こうなりたい」という**明確な目標は、嚥下リハビリを続ける原動力**になります。

ただ、現状とかけ離れた目標では、定める意味がありません。現実的な目標を設定するうえで考慮しておきたいポイントは４つあります。

- **どこにどんな障害があるか**　どこにどんな問題が起きているか。対処法はあるか。
- **なにが原因か**　加齢による一般的な変化か、病気の影響か。治療は可能か。
- **障害の重さ**　機能訓練が可能なレベルか。どの程度まで回復できる可能性があるか。
- **本人を取り巻く環境**　家庭で過ごすことは可能か。介助が必要な場合には、だれがその役割を担うか。

嚥下リハビリの究極的な目的は「口から食べる喜びを大切にする」ということですが、実際の取り組みを進めるうえでは、**それぞれの現状に合わせた具体的な目標を設定**するようにします。

障害の程度が軽ければ、本人や家族を中心に、重症であれば専門職の関係者がチームとして嚥下リハビリに取り組んでいくことになります。目標は、**大きな目標と、小さな目標に分けて立てる**とよいでしょう。「安全に口から食べることを続ける」「少しでも口から食べられるようにする」などという**大きな目標は、本人、家族を含め、嚥下リハビリに取り組むメンバーすべてが共有する目標**です。

小さな目標は、大きな目標を達成するために必要なことや、嚥下機能を上げたりするために必要なことを考え、具体的かつ短期的な目標として設定します。「むせたときの対応法を覚える」「口腔《こうくう》ケアを徹底する」「基礎訓練（→3章）を始める」「摂食訓練（→4章）を始める」などといったことが、小さな目標になります。大きな目標は、いきなり達成できるわけではありません。時間をかけて段階的に近づけていくものです。小さな目標の達成をくり返しながら大きな目標の達成に近づけていきましょう。

目標達成に向けて取り組むリハビリの内容を決めるうえで、**それぞれの生活状況に**

も目を向ける必要があります。どこでだれと生活していくのか、「家で暮らす」のか、「施設で生活する」のかにより、だれがなにに取り組むか変わってきます。また、目標とする食事の内容は「飲み込みやすい嚥下食（↓Q52）を1日3回」なのか、「お楽しみとしてゼリー食（↓Q56）を食べられるようにする」のか、食べ方は「椅子に座り、自力で食べられるようにしたい」のか、「家族が介助できるようにしたい」のかなど、より具体的に考えておきます。

嚥下障害の原因や程度によっては、さまざまな訓練を重ねても経管栄養に頼らざるをえないこともあります。けれど、そのような場合でも、「お楽しみ」程度なら、食物を口にできるようになることはあります。**現実的で実現可能な目標を定めて、リハビリに取り組みましょう。**

▼目標設定のしかた

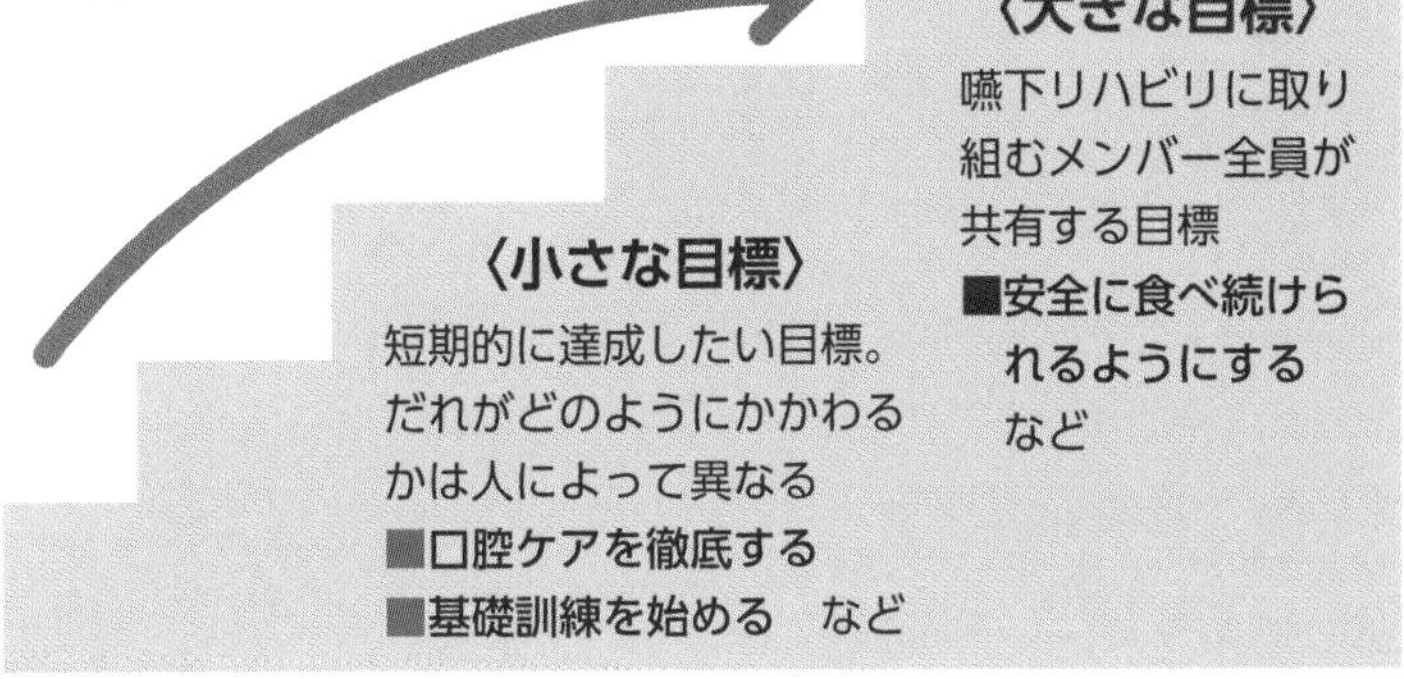
〈大きな目標〉
嚥下リハビリに取り組むメンバー全員が共有する目標
■安全に食べ続けられるようにする　など
〈小さな目標〉
短期的に達成したい目標。だれがどのようにかかわるかは人によって異なる
■口腔ケアを徹底する
■基礎訓練を始める　など

Q21 脳卒中後、うまく食べられません。回復しますか？

脳卒中は脳血管障害（疾患）ともいわれます。脳の血管が詰まる脳梗塞《のうこうそく》や、破れてしまう脳出血などにより、脳の一部が損傷される病気です。脳卒中の直後は30～50％の頻度で嚥下障害がみられます。まったく食べられない状態になることが多いのですが、多くは時間とともに改善します。人工呼吸器が必要になり、気管切開（→Q43）をしたなどという重症例でも、嚥下障害は改善することが少なくありません。

脳に原因がある嚥下障害のタイプは2つあります。延髄《えんずい》の損傷による球麻痺《きゅうまひ》と、延髄より上部が損傷される偽性《ぎせい》（仮性《かせい》）球麻痺です。

●**重度の「球麻痺」は回復がむずかしい**　嚥下そのものはのどの奥、咽頭《いんとう》と食道のつなぎめで起こる現象ですが、**嚥下反射をコントロールする中枢**は、脳の最下部に位置する**延髄の中**にあります。そのため、脳卒中などで**延髄が損傷を受けると、嚥下反射が起こりにくくなります。**重症の場合、唾液も水も飲めない状態になることもあります。この状態を「球麻痺」といいます。**延髄がある部位は、解剖すると丸い球のようにみえる**からです。重度の球麻痺は回復がむずかしく、専門的な嚥下リハビリが必要で、場合によっては手術（→Q41、42、43）が必要になることもあります。

●**似ているようで違う「偽性（仮性）球麻痺」** 大脳や延髄より上部の脳幹部など、延髄の働きを強化している部位に損傷が生じた場合にも嚥下機能に障害が現れます。しかし、延髄の損傷による球麻痺とは症状の出方が少し違うため、偽性球麻痺とよばれます。偽性球麻痺では**準備期や口腔《こうくう》期**（→Q４）**の障害**が強く出やすいのですが、**咽頭まで送り込めれば、嚥下反射は比較的起こりやすい**といえます。一方、認知症、高次脳機能障害などを伴うことも多く、その対応が必要になることはあります。

▼脳の損傷部位による違い

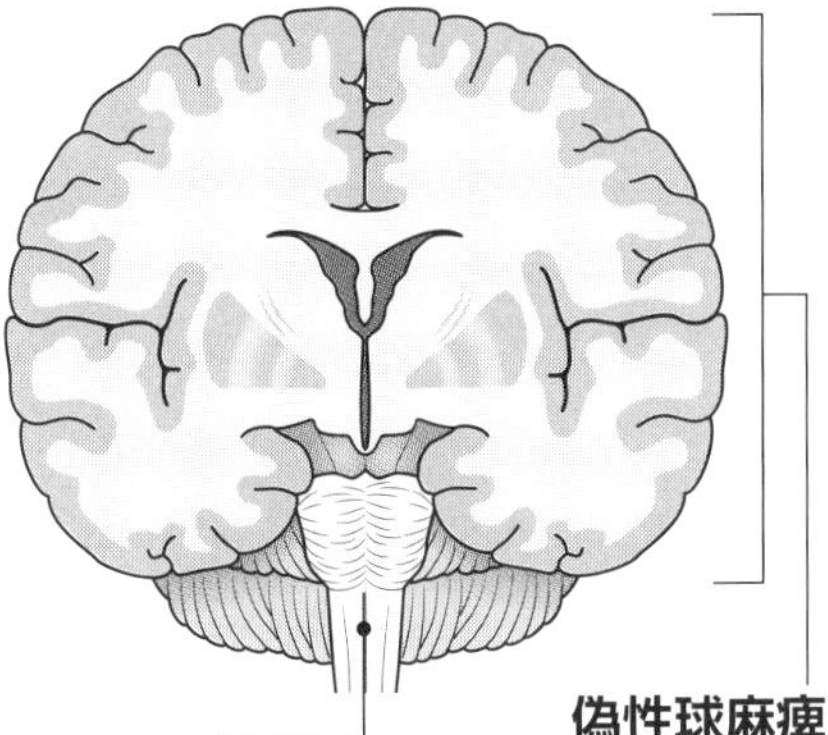
延髄より上部の脳の損傷は、準備期、口腔期の障害が強く出やすい
球麻痺
嚥下中枢のある延髄が損傷されると嚥下反射が起こりにくくなる

Q22 神経系の病気を患っています。どうなりますか？

●パーキンソン病　神経変性疾患のなかでもっとも患者数が多く、嚥下障害が起きてくる確率は50％とされています。運動機能に障害が現れるため、摂食嚥下の過程の各期で問題が生じます。治療薬の効果が出たり切れたりをくり返す傾向があるので、薬が効いているときに訓練したり、食べたりするなどの工夫が必要です。

●筋《きん》萎《い》縮《しゅく》性《せい》側《そく》索《さく》硬《こう》化《か》症《しょう》（ALS）　運動神経が変性していく病気で、手足の筋力低下だけでなく、嚥下障害や呼吸筋麻《ま》痺《ひ》も生じます。ALS自体の治療がむずかしく、訓練などで嚥下機能をアップさせることも困難です。時期をみて、胃ろうを含む経管栄養の検討が必要となります。

●その他の神経疾患　進行性核《かく》上《じょう》性《せい》麻痺、多系統萎縮症、多発性脳梗塞《のうこうそく》など、パーキンソン病によく似た症状を示すパーキンソン症候群も、嚥下障害を引き起こします。病気自体の治療がむずかしいため、高すぎる目標を設定することはできません。

Q23 がんの手術をします。食べることへの影響は？

嚥下障害に直接関係するのは口腔《こうくう》・咽頭《いんとう》がん、食道がんなど。口の中やのどの奥、食道にできた腫瘍などの病変が、食物の通過をじゃまして嚥下障害を起こすことがあります。この場合、腫瘍を切除することで改善する可能性もありますが、障害物がなくなっても、機能障害が残る場合もあります。

また、**どの部位にできたがんであっても、摂食嚥下に影響する可能性はあります。**手術後、間もない時期には絶食とされることがあります。手術前後に放射線療法や化学療法をおこなう場合、吐き気、食欲の低下、口腔粘膜の障害などが起き、食べられなくなることもあります。

回復が遅れ、絶食期間が長引くと、嚥下障害が進むおそれがあります。もともと嚥下機能に低下がある場合は、なおさらです。**できる範囲で、できるかぎり早くリハビリを始める**ことが、嚥下障害を最低限にとどめるポイントといえます。

Q24 認知症があります。どのように対応すればよいですか？

加齢は、認知症をまねく最大の要因とされます。症状が進んでいる場合、訓練に取り組む本人の意欲は高まりにくいため、本人の好むもの、食べやすいものを用意する、使いやすい食器を用意するなど、**環境調整を中心に対応**していきます。

食事に集中できない、食物を食物と認識できないなどということから食べなくなっていることもあります。食事に手をつけようとしなくても、おにぎりを手に持ったり、一口、口に入れたりすると食物と認識できることもあります。また、軽い食感の赤ちゃんせんべいや、プリッツ（商品名）など細長いプレッツェル菓子を前歯で噛む刺激や、使いなれた茶碗と箸を手に持つなどといったことがきっかけとなり、食べ始める人も少なくありません。本人が安心して落ち着ける環境を整えることが大切です。

食べること自体を拒否する場合、なにか訴えたいことがあるのかもしれません。まずは、本人が不快に感じている原因を取り除くことを考えていきましょう。

3

食べる力を高めよう

Q25 食べる力を高めるための基礎訓練とは？

食べる力＝食べるために必要な機能ととらえるなら、さまざまな訓練や治療によって摂食嚥下《せっしょくえんげ》機能の回復を目指すことが、食べる力を高めることにつながります。摂食嚥下リハビリテーション（嚥下リハビリ）としておこなわれる各種の訓練法は、**食物を使わない基礎訓練と、食べながら進める摂食訓練の大きく2つのグループ**に分けられます。本章で取り上げる基礎訓練は、障害の程度を問わず取り組めます。摂食訓練は、障害の程度に合わせて段階的に進めます（→4章）。

病気・手術などによる絶食状態のあと、まったく食べられないときは基礎訓練からスタートします。病気や手術の影響などで、一時的に起きる嚥下障害はいずれ改善していく見込みが高いとはいえ、適切な方法で機能の回復を促していくことも必要です。医師や言語聴覚士など専門家のもとで、嚥下リハビリを進めていきましょう。

加齢による影響で徐々に嚥下障害が進んできた場合、今のところは口から食べられていても、放置しておけば機能低下は進む一方です。安全に食べ続けられるように、嚥下機能の状態に合わせ、**基礎訓練と摂食訓練を並行して進めていきます。**家庭で実践できることもたくさんあります。

　摂食嚥下の過程のどこに問題があるかで必要な訓練は少しずつ違いますが、実際にはいくつもの過程にまたがって問題が生じていることも多いもの。ひととおり訓練のやり方を覚え、取り組んでいきましょう。

●**食物の認識障害**　食事に集中できるよう環境調整をはかります。基礎訓練として口周辺のマッサージ（→Q26）、唇《くちびる》や舌への刺激（→Q27）のほか、生活リズムを整えることも大切です。

▼機能回復訓練の進め方

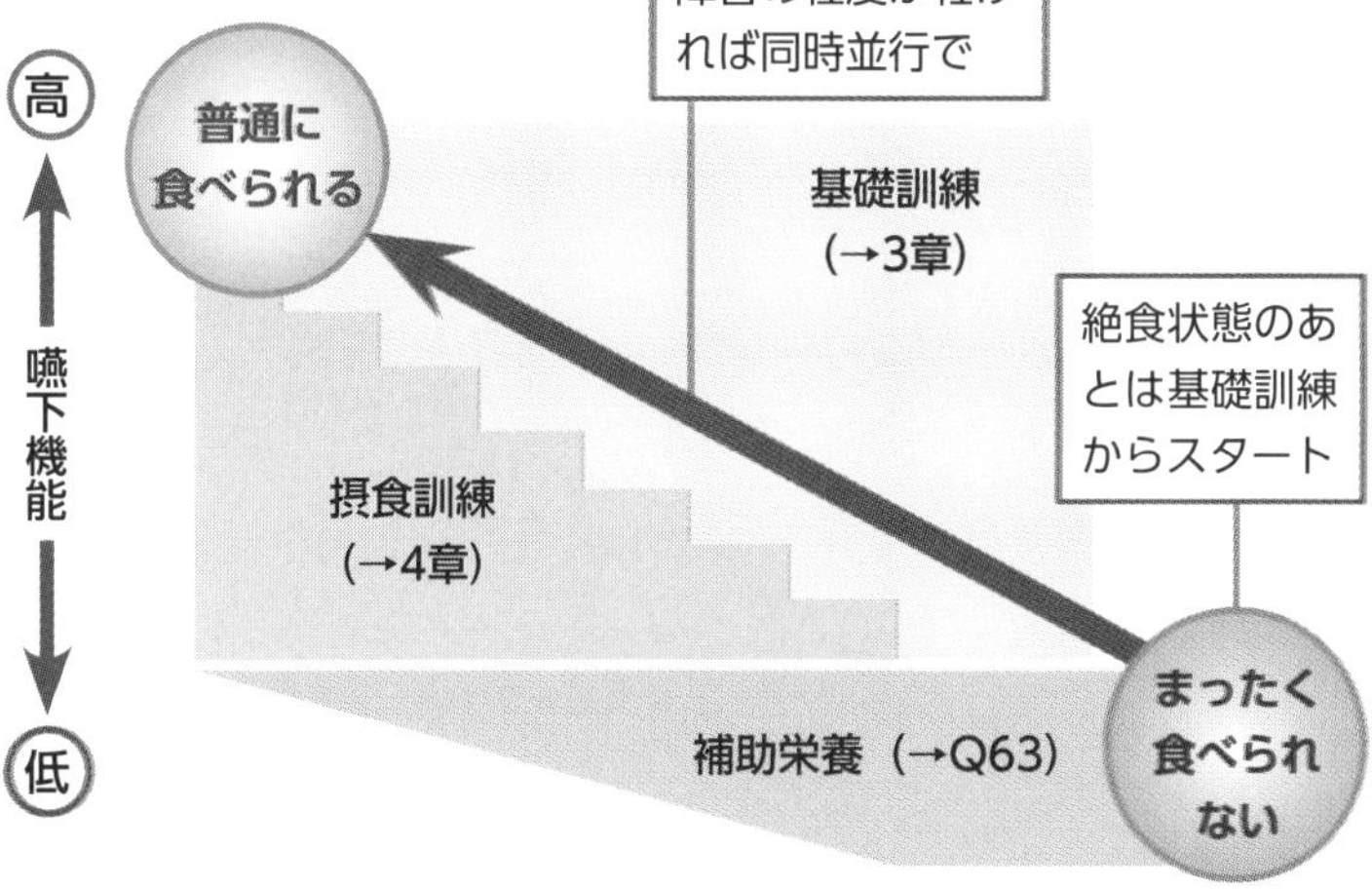
障害の程度が軽ければ同時並行で

●**口への取り込み障害**　口周辺のマッサージやアイスマッサージ（↓Q26）、舌・頬の体操（↓Q36）をおこないます。摂食訓練は姿勢の工夫（↓Q47）が中心です。

●**咀嚼《そしゃく》と食塊《しょくかい》形成障害**　基礎訓練として口周辺のマッサージ（↓Q26）、舌の筋トレ（↓Q32）などをします。プロテクターの使用なども検討されます（↓Q39）。摂食訓練では、姿勢の工夫のほか、食物の性状を工夫します（↓4章）。

●**咽頭《いんとう》への送り込み障害**　頭部挙上訓練、舌の筋トレ、息こらえ嚥下（↓Q31、32、34）などで嚥下機能の向上を目指します。摂食訓練は、咀嚼と食塊形成障害と同様に。

●**咽頭通過、食道への送り込み障害**　基礎訓練として飲み込む練習（↓Q27）や咳《せき》の練習（↓Q33）、口すぼめ呼吸（↓Q34）、首の体操（↓Q36）をします。呼吸と嚥下のタイミングを合わせる訓練（息こらえ嚥下↓Q34）も重要です。摂食訓練では、姿勢の工夫のほか、食物の性状や、のどに食物が残らないように嚥下方法を工夫します。

●**食道通過障害**　空嚥下《からえんげ》や、腰上げ空嚥下の体操（↓Q30）をしてみましょう。専門機関では、食道に管を入れて空気を注入して狭い部分を広げるバルーン療法がおこなわれることがあります。摂食訓練では、全身のリラックスをはかる、上体を起こす、粘度の少ない流動食にする、嚥下をくり返す、食後のガム噛みなどを試します。

Q26 口の動きを促すマッサージのしかたは？

口元やあごのまわりには、摂食嚥下にかかわる筋肉が集まっています。筋肉の緊張が強いと、食物の取り込みや咀嚼《そしゃく》の過程に問題が起こりがちです。口が開きにくい場合には、**口のまわりの皮膚やあご、あごの下の皮膚をやさしくマッサージして筋肉の緊張をゆるめ、口を開閉しやすく**しましょう。

唾液量の調整にもマッサージが有効です。唾液を分泌する唾液腺の位置も意識しながらおこなうとよいでしょう。唾液がうまく飲み込めず、よだれに悩んでいる場合には、唾液腺上の皮膚のアイスマッサージがおすすめです。唾液腺を皮膚の上から冷やすと唾液腺の働きが抑制され、唾液の分泌量が減ることがあります。口唇《こうしん》をマッサージして唇《くちびる》を閉じる動きを促し、唾液を飲み込むようにすることも大切です。

逆に、口の中が乾燥ぎみで咀嚼に問題が生じている場合には、口腔《こうくう》内を潤すとともに手の指でやさしくマッサージすると、唾液の分泌が促されます。目的に応じた適切な方法を選んでください。

●手や指だけでやさしくマッサージ　麻痺《まひ》がある人などは、介護者が指の腹を使ってやさしくマッサージします。必要に応じて使い捨ての手袋を着用しておこないます。急に顔にさわられるのはいやな人もいるので、必ずひと声かけてから始めます。

●冷たい刺激を与えるアイスマッサージ　唾液腺を冷やすことで唾液を減らすだけでなく、筋肉の緊張をほぐすのにも、アイスマッサージは有効です。冷やすと一時的に血管が収縮しますが、その後、血管が広がり、筋肉の緊張がやわらぐ効果が期待できるからです。

チルコールド（商品名）というアイスマッサージ専用の器具があります。内部に氷と少量の食塩を入れてよく振り、冷えた両端の金属面をマッサージ部位に当てて使います。専用の器具を用意するのがむずかしい場合には、スクリューキャップつきの缶コーヒーなどの空き缶を代用するのでもかまいません。1日3回、食前に5～10分程度、1ヵ所につき10～15秒、皮膚が少し赤くなるくらい冷やすとよいでしょう。

ただし、冷やしすぎると凍傷になる危険性があります。不快感が強いようならすぐにやめてください。

皮膚の上からマッサージ

口を開きやすくしたり、唇を閉じやすくしたり、唾液の分泌量を整えたりするのに有効です。

▼皮膚のマッサージ部位

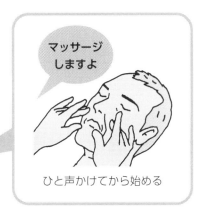

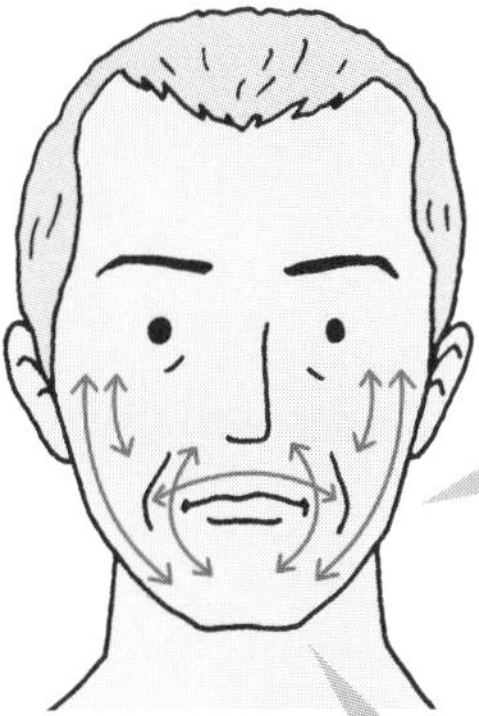

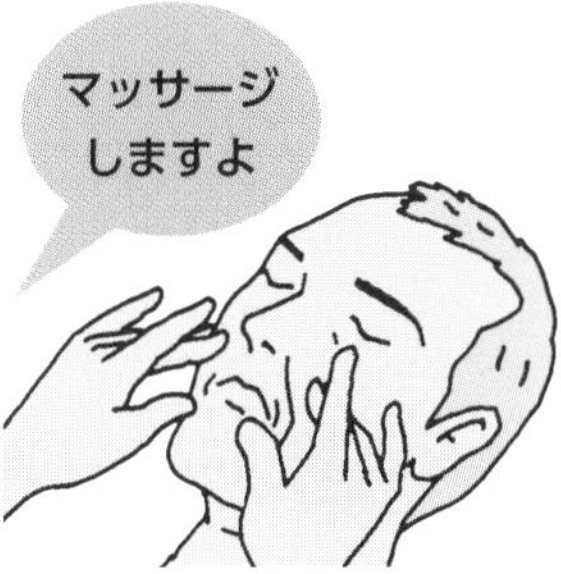

ひと声かけてから始める

▼唾液を分泌する器官（唾液腺）

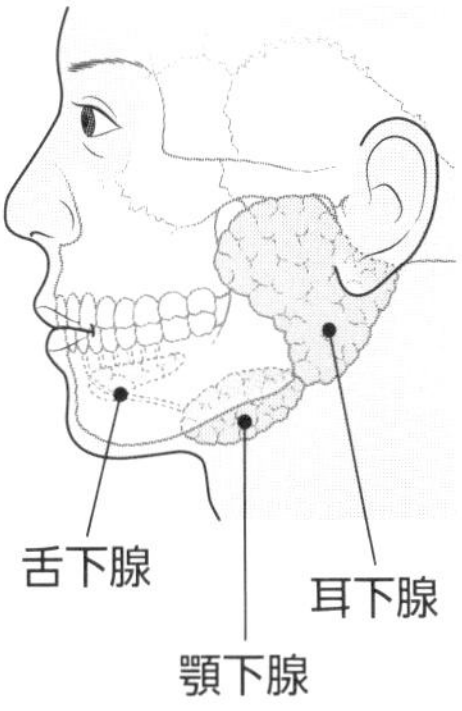

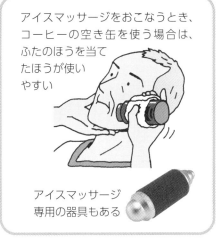

アイスマッサージをおこなうとき、コーヒーの空き缶を使う場合は、ふたのほうを当てたほうが使いやすい

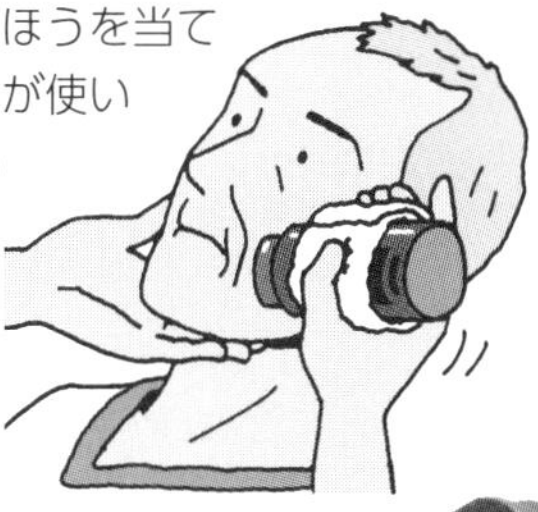

アイスマッサージ専用の器具もある

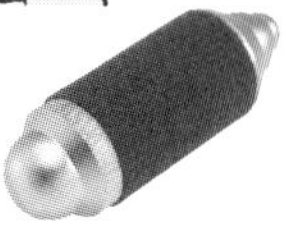

Q27 「ごくん」と飲み込む練習のしかたは？

うまく「ごくん」と飲み込めないと、食べ残りが咽頭《いんとう》にたまりやすく、誤嚥《ごえん》の危険性も高くなります。口から食べられない、あるいはごくわずかしか食べられない状態の人や、口から食べてはいても、むせやすい、声がしゃがれるなど、飲み込みに問題があると考えられる人は、**のどのアイスマッサージをしたあとに「ごくん」と飲み込む練習**をしてみましょう。

のどのアイスマッサージの目的は、**嚥下反射（→Q４）が起こりやすい状態をつくる**ことです。口の中やのどにそっと静かに冷たい刺激を与えると、「ごくん」と飲み込む動作をしやすくなります。

のどのアイスマッサージに使うのは「アイス綿棒」です。割り箸を半分に切り、カット綿（７㎝×７㎝程度）を２つに折って巻きつけます。巻きつけた部分を水につけて軽くしぼり、形を整えながら、ラップを敷いたトレイに並べて冷凍庫で凍らせれば、アイス綿棒のできあがりです。**水のかわりにレモン水やジュース、コーヒーなどで湿らせれば、味覚を楽しむこともできます。**いくつかまとめて作っておきましょう。市販の口腔ケア用の綿棒を使う場合も同様です。

溶けると綿が割り箸からとれてしまうので、アイス綿棒は凍った状態のまま少量の水をつけて使用します。強く押しつけるのは危険です。表面を軽くなでるように刺激

のどのアイスマッサージ

軽くなでるように刺激します。

▼刺激する部位

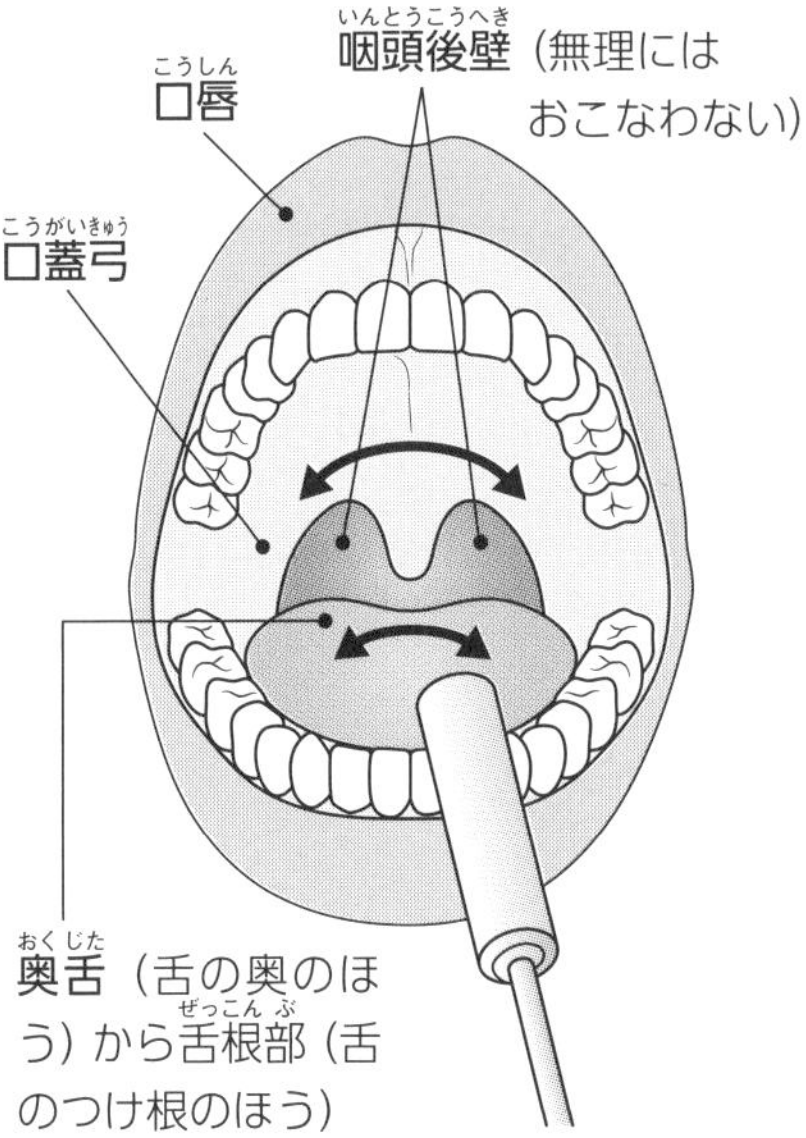

▼アイス綿棒の作り方

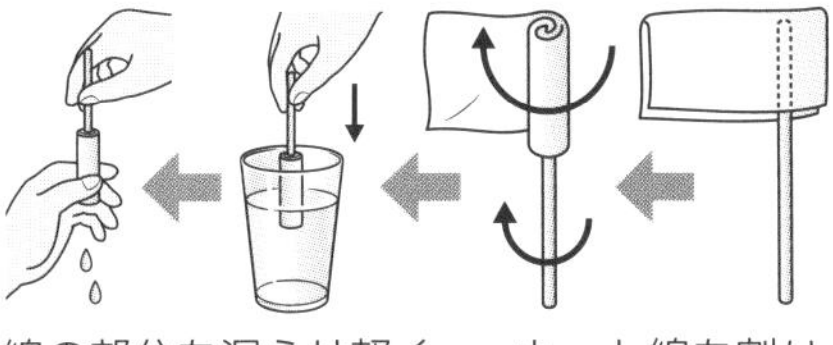

綿の部分を湿らせ軽くしぼってから凍らせる

カット綿を割り箸に巻きつける※

※口腔ケア用の綿棒ならこの手順は不要

しましょう。

口の中にたまった唾液や水分を「ごくん」と飲み込むことを空《から》嚥下といいます。空嚥下をするときは口を閉じ、首を軽く下に向けた姿勢をとります。飲み込みを促すために、のど仏からあごの下に向けて、下から上へ軽く皮膚のマッサージするのもよいでしょう。

のどや舌の奥にアイス綿棒を差し込み、表面を軽くなでるように刺激するアイスマッサージをしたあとに「ごくん」、飲み込めたら、もう一度刺激して「ごくん」。**5分間くらい、アイスマッサージと空嚥下をくり返すことで、嚥下機能を高めていきます。**摂食訓練開始前の基礎訓練としても、安全に食べるための毎日の習慣としても有用です。

▼飲み込む練習のしかた

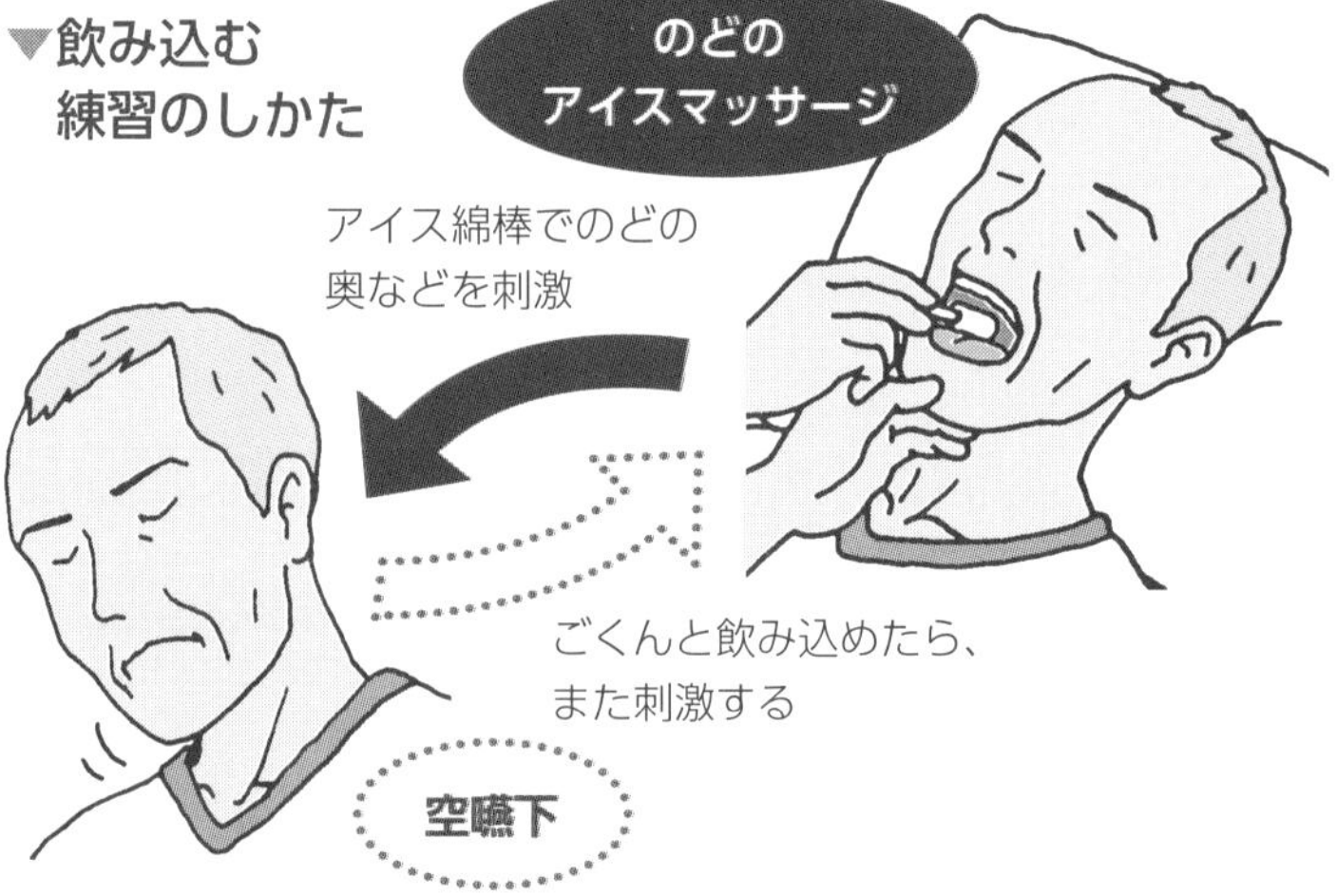

のどのアイスマッサージ
アイス綿棒でのどの奥などを刺激
ごくんと飲み込めたら、また刺激する
空嚥下

Q28 口が開かないときは、どうすればよいですか？

脳の病気の影響などで、顎《がく》関節に問題はないのに口が開かなくなることがあります。

アイスマッサージや口腔《こうくう》ケア（↓Q38）をしようとしても口が開かないときは、介護者が**口の中のK-ポイントと呼ばれるところを刺激**してみます。K-ポイントは、下の歯列のいちばん奥にある大臼歯《だいきゅうし》よりさらに少し奥の内側に位置しています。指やアイスマッサージの綿棒（↓Q27）を口の中に入れてここを刺激すると、無理にこじ開けなくても口が開きます。K-ポイントの刺激は、嚥下を促すのにも有効です。

▼口を開けられないときの対処法

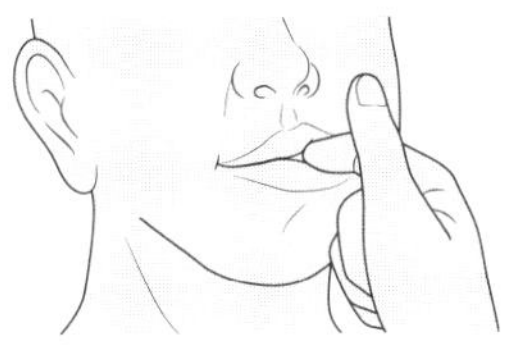

指やスプーンを口の中に入れてK-ポイントを刺激する（健常な人や球《きゅう》麻《ま》痺《ひ》の人には向かない）

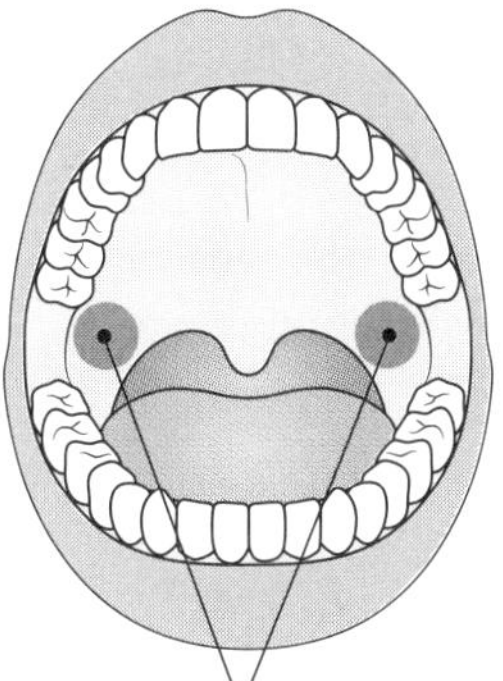

K-ポイント

いちばん後ろの奥歯のさらに奥のやや内側

Q29 声を出すことは訓練になりますか？

食べるために使う器官の多くは、息をしたり、声を出したりするときに使われる器官と重なっています。**「食べる力」が衰えてくると、呼吸や発声にも問題が生じやすくなります。**

のどといわれるのは、咽頭《いんとう》と喉頭《こうとう》を合わせた部分です。咽頭は飲食物の通り道であると同時に、空気の通り道でもあります。一方、咽頭とつながる喉頭は、肺に向かう気管の入り口部分にあたる空気だけの通り道です。「声」は喉頭にある声帯のふるえによってつくりだされる音であり、その音を「言葉」にするためには、口全体の動き、唇《くちびる》や舌の動きが必要です。**唇や舌を大きく動かし、はっきり話す練習は、嚥下リハビリにも役立ちます。**

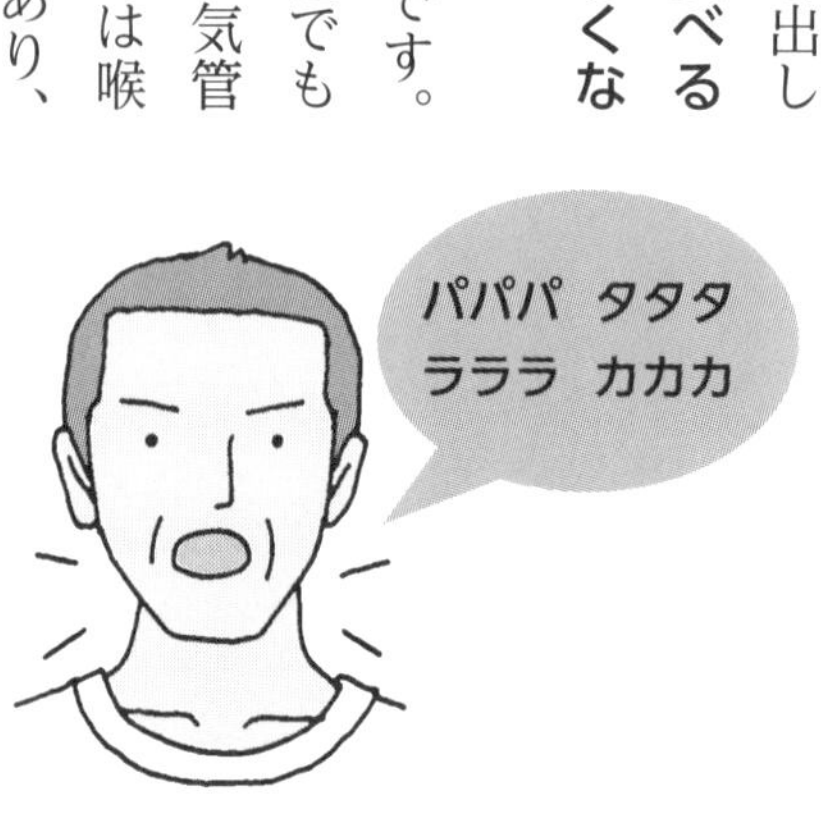

Q30 胸やけや逆流の改善をはかるには？

食物は、食道がのどから胃へと波打つように動くことにより胃まで運ばれます。**腰上げ空嚥下《から》（ブリッジ空嚥下）は食道の動きを鍛える体操で、続けていると胸に食物がつかえる感じや、胸やけ、胃食道逆流の症状改善**につながります。

横になり、膝を曲げてお尻の下に枕を入れ、頭よりお尻の位置を少し高くした姿勢で力強く唾液を飲み込みます。飲み込んだ動きが胃まで到達するまでに10秒ほどかかります。この間は次の嚥下はせず10秒以上休みます。5～10回のくり返しを1セットとし、1日2～3セット、起床時、就寝前など横になるタイミングでおこなうとよいでしょう。逆流症状が強い場合は、飲食直後の実施は避けてください。

▼腰上げ空嚥下

横になり、腰を高くした姿勢で「ごくん」をくり返す

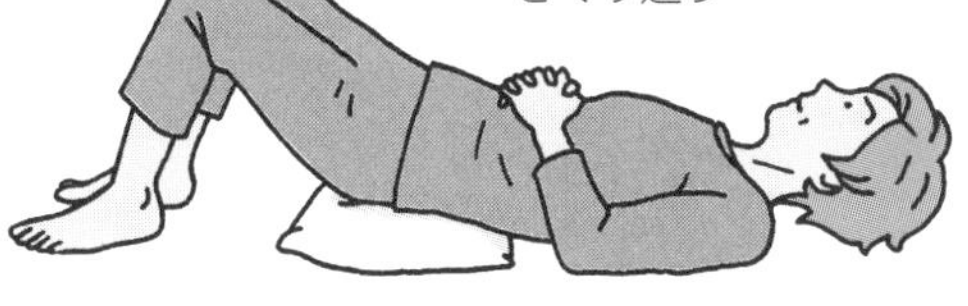

Q31 のどや舌の筋肉を鍛えるには？

のどや舌の筋力が低下すると、うまく飲み込めなくなっていきます。のどや舌のまわりの筋肉を鍛えるには、仰向けで横たわったまま頭を持ち上げる**頭部挙上訓練**が有用です。この運動は嚥下機能を上げ、飲み込みやすさを高めることにつながります。今、口から食べられている人も、積極的に筋力アップをはかっていきましょう。ただし、意外に体に負担のかかる訓練なので無理は禁物です。血圧や脈拍の上昇がいちじるしい場合や、頸椎《けいつい》に異常がある人は、訓練前に必ず医師に相談してください。

●**基本の訓練Ⅰ**　頭だけ上げ、つま先をみる姿勢を持続したあと、頭を下げて1分間休憩。これを3回くり返します。

頭を上げた姿勢を何秒続けるかの決め方は、次のとおりです。まず、仰向けになった状態で安静時の血圧と脈拍をはかり、そのあと頭を上げた姿勢をとり、「かなりつらい」と感じたら頭を下ろします。「まだ大丈夫」と思っても1分間は超えないようにします。頭を下ろしたあとの血圧と脈拍を測定し、いずれも安静時より20以上上昇していなければ、頭を上げられていた秒数の半分の時間を、訓練時の持続時間とします。

●**基本の訓練Ⅱ**　2秒間に1回のペースで頭の上げ下ろしをくり返します。一度、この動作が何回できるか試してみます。ペースが遅くなったり疲れてきたりしたら、そこで終了です。できた回数の半分を、毎日の訓練時の回数とします。

筋力アップの取り組みは、続けることで効果が出てきます。自覚しにくいかもしれませんが、反復唾液嚥下テスト、水飲みテスト（→Q10）などを定期的におこなうと、嚥下機能が改善しているかどうかがわかります。**飲み込みに問題がなくなるまで、高齢の方は嚥下機能が改善したあとも自分で体を動かせるかぎり継続**していきましょう。

▼**頭部挙上訓練**

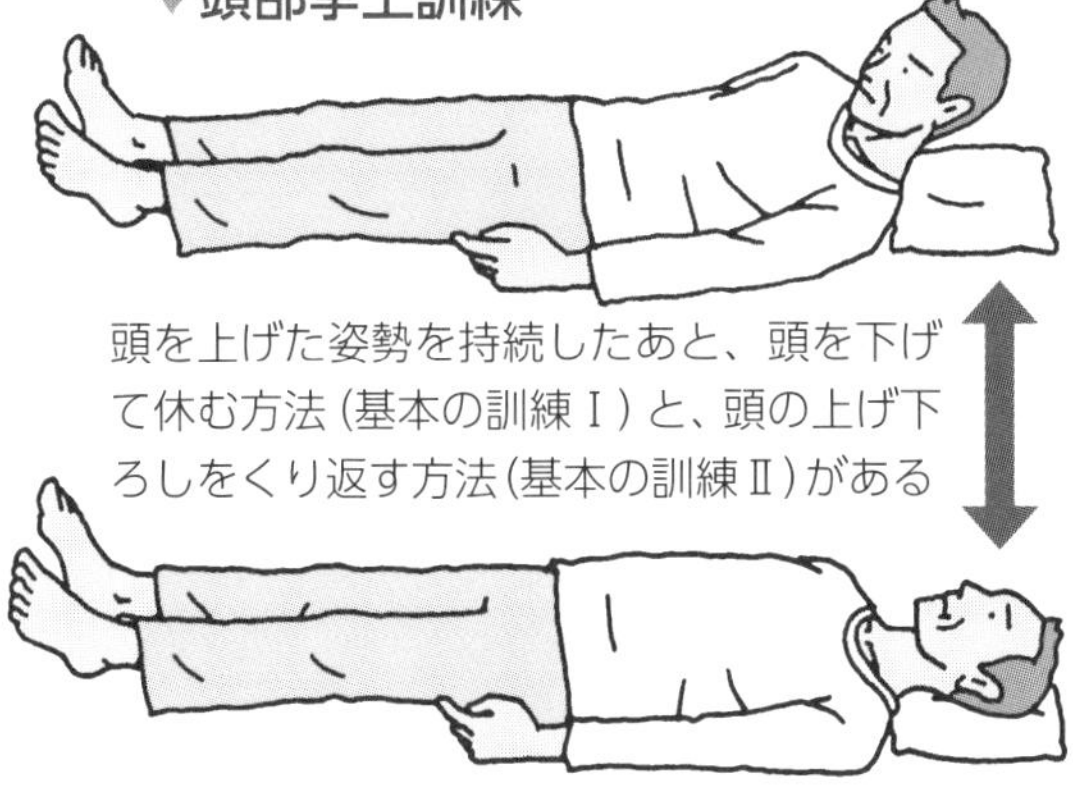

頭を上げた姿勢を持続したあと、頭を下げて休む方法（基本の訓練Ⅰ）と、頭の上げ下ろしをくり返す方法（基本の訓練Ⅱ）がある

Q32 座ったままでできる訓練法はありますか？

座った姿勢でおこなう体操でも、「ごくん」とするときに使われるあごの下の筋肉を鍛え、飲み込みを改善することができます。**背中が丸まっていて仰向けになるのがむずかしい人や、体力が低下している人でも取り組めます。**

●**舌の筋トレ**　スプーンで舌を上から押さえ、そのスプーンを持ち上げるように舌に力を入れると、あごの下の筋肉が収縮します。数秒間続けたら、少し休んで10回ほどくり返して1セット。1日2～3セット続けていれば、あごの下の筋肉強化に役立ちます。

●**おでこ体操**　おでこに手を当て、頭でその手を強く

▼舌の筋トレ

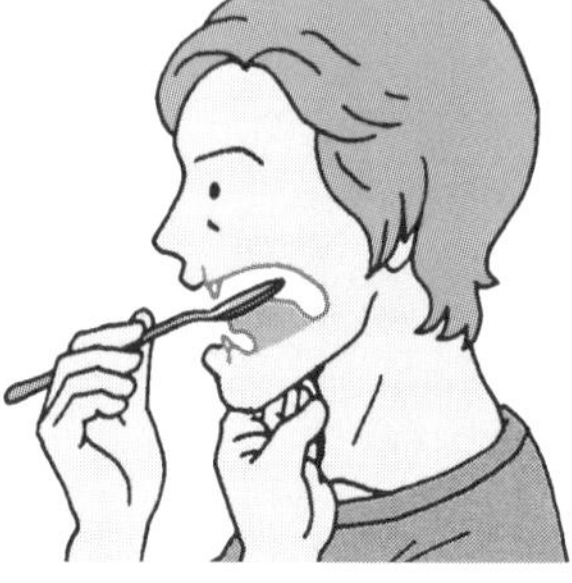

押します。そのままゆっくり5つ数えたら力を抜いて10秒ほど休み、また頭に力を入れます。これを3回くり返します（①）。次に、おでこに手を当てたまま、1秒ごとに「いち、に、さん」と声を出して数えながら、頭で押す動作を5回くり返します（②）。①、②の体操を1セットとし、1日最低3セット、おこないます。

片手をおでこに当て、もう片方の手をあごの下に置いておくと、頭で押すとき、あごの下の筋肉に力が入ることが確かめられます。机にひじをついて両手をおでこに当てて下を向き、頭で両手を押す方法もあります。

● **スルメ嚙み**　嚙む力をつけるには、スルメなどのように、なかなか嚙みきれない食品を使い、嚙みしめる訓練をするとよいでしょう。ただし、嚙みしめすぎると、あごが痛くなることがあるのでほどほどに。痛みがあるときは、嚙みしめ動作は避けたほうがよいでしょう。

▼おでこ体操

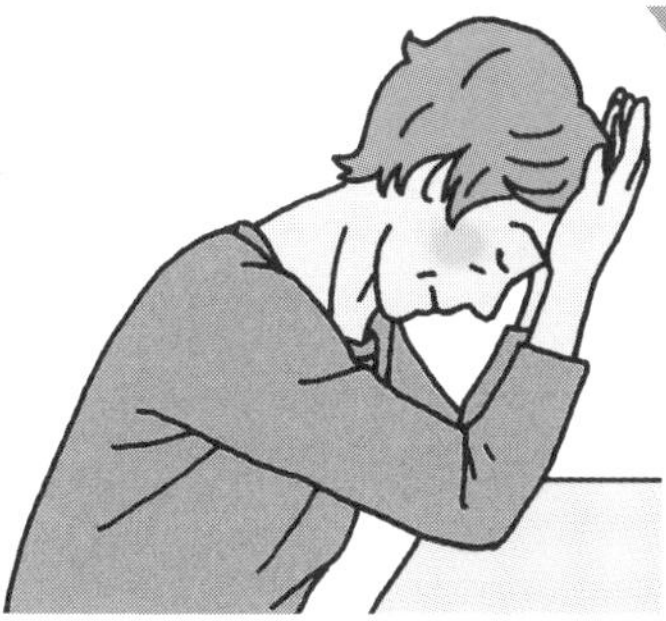

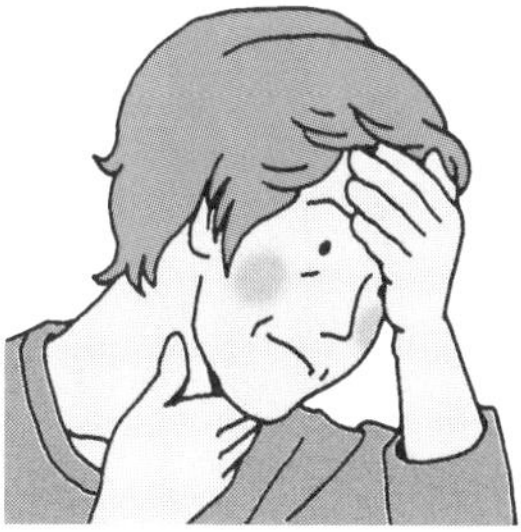

Q33 咳の練習が必要な理由は？やり方は？

むせたときに出る咳《せき》は反射的に起こるものですが、**気管にたまった痰《たん》や誤嚥しかかったものを吐き出しやすくするには、意識的に咳をしたり、深く息を吐く練習が必要です。**

強く咳をする練習や呼吸訓練は、誤嚥を防ぐための対策になると同時に、嚥下に用いる器官の機能を向上させ、飲み込みを改善することにもつながります。摂食訓練に入る前の基礎訓練としても、口から食べられる状態の人が、より安全に食べ続けられるようにするためにも役立ちます。**嚥下障害の障害部位やレベルを問わず、毎日続けたい訓練法**です。

● **咳をする訓練**　嚥下機能の低下が進むと、咳を

▼息を吸って止めてから咳払い

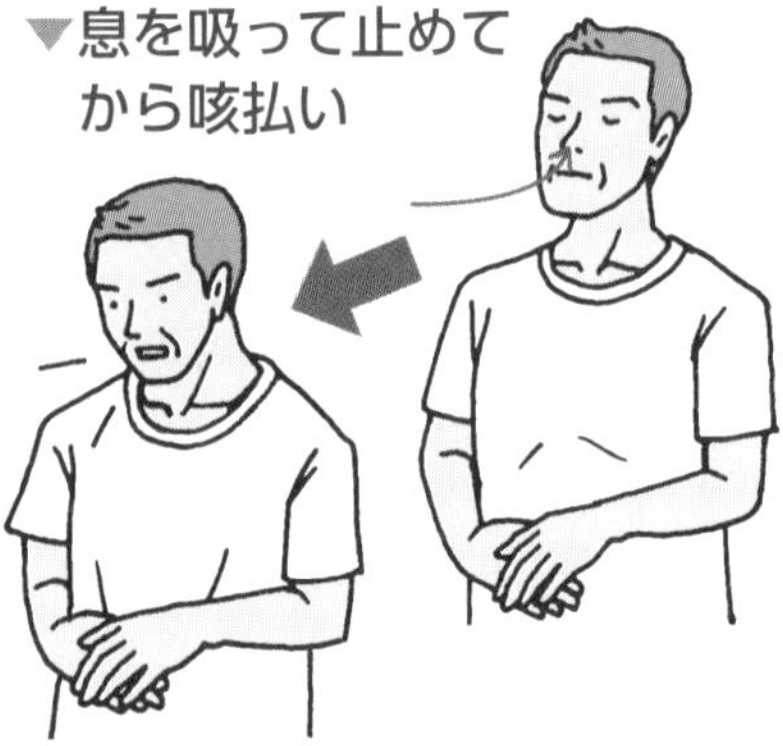

することや、強く咳をすることがむずかしくなります。咳の練習をしておきましょう。

おなかに手を当てて深く息を吸い、2秒ほど息をこらえてから、おなかをへこませるようにしながら、強く「えへん」と咳払いをします。やりすぎると声帯を傷めるおそれがあるので注意します。

●ハッフィングの訓練　咳ではなく、声を出さずに強くすばやく息を「ハッハッ」と吐き出す方法をハッフィングといいます。これは気管にたまった痰を排出するのに有効です。

●咳とハッフィングを組み合わせる　咳とハッフィングを組み合わせた練習もしておきましょう（アクティブサイクル呼吸法）。痰や誤嚥物を出すときに有効なうえ、のどの感覚が鋭敏になることで、嚥下機能のアップにもつながります。

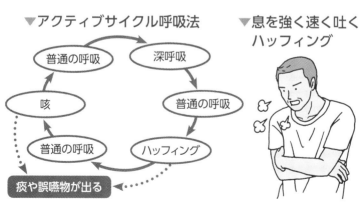

▼アクティブサイクル呼吸法

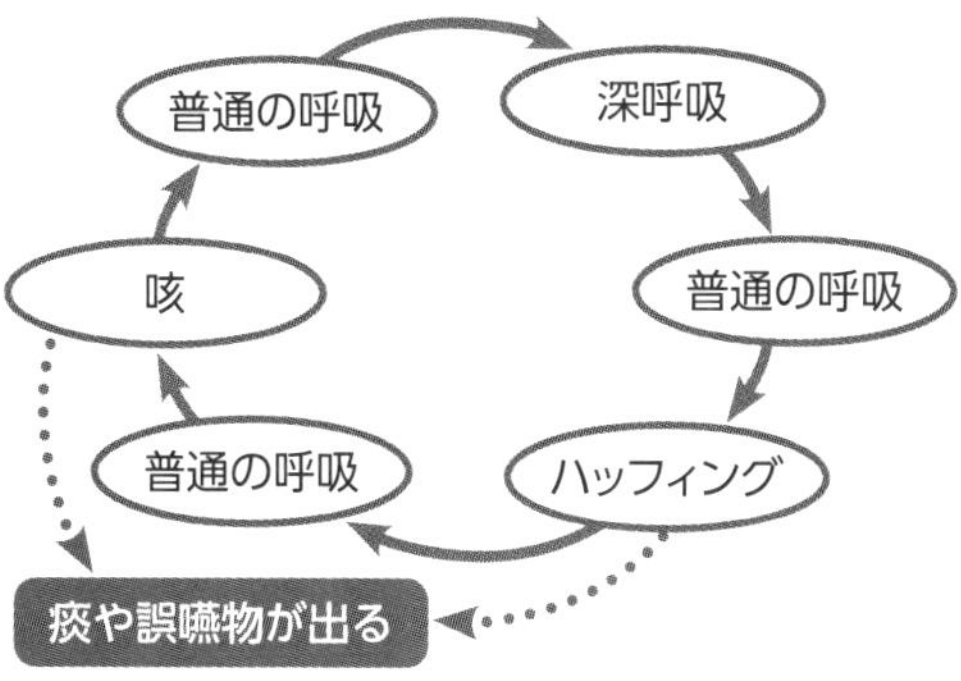

▼息を強く速く吐くハッフィング

Q34

呼吸訓練のやり方は？

呼吸と嚥下には深い関係があります。飲み込む瞬間は息が止まり、飲み込めたら息を吐いて呼吸が再開されます。この流れをスムーズにするために呼吸訓練をしましょう。障害部位やレベルを問わず、嚥下障害のある人はすべて毎日続けたい訓練法です。

● **口すぼめ呼吸**　深くおなかのほうまで息を吸い込んだら、20～30㎝先のろうそくの炎を吹き消すつもりで、口をすぼめて息を吐きます。吐く息に集中し、一定の強さで、できるだけ長く吐き続けます。肺機能の強化や、口と鼻の通路をふさぐ機能の強化に有効です。呼吸訓練のなかでもっとも大切な訓練ですので、しっかり続けましょう。

● **ペットボトルブローイング**　ペットボトルに小さな穴をあけてストローを差し込みます。水を半分くら

▼口すぼめ呼吸

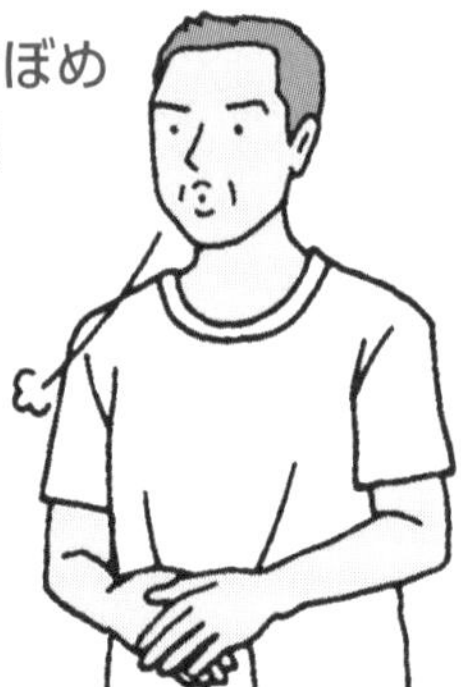

いまで入れてキャップを閉めてから息を吹き込み、ぶくぶくと泡を立てます。キャップの閉めぐあいは、吹き込む力に合わせて調整を。しっかり閉めるほど、強い力で息を吹き込まないと泡立ちにくくなります。

認知症などで水を飲んでしまうようなら、おもちゃの巻き笛を使うとよいでしょう。長く息を吹き込み、伸びている状態をできるだけ維持します。

口すぼめ呼吸と同様に、呼吸に用いる筋肉を鍛えるのに、非常に有効で、唇《くちびる》をしっかり閉じる練習にもなります。取り組む意欲も高まりやすい方法です。

●**息こらえ嚥下**　呼吸と嚥下のタイミングを合わせる訓練です。息を十分に吸い込んでから息を止め、意識を嚥下に集中させて「ごくん」と空《から》嚥下し、そのあと息を勢いよく吐き出します。呼吸と嚥下の関係を意識しながら飲み込むことで、誤嚥の危険は減らせます。食物は使わない空嚥下で十分に練習しておけば、実際の食事の場面でも応用できます。

▼ペットボトルブローイング

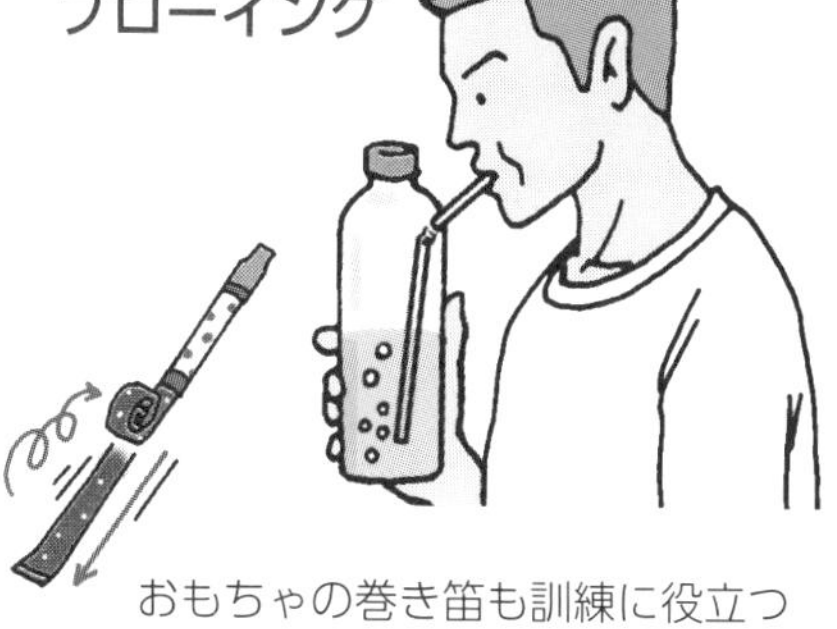

おもちゃの巻き笛も訓練に役立つ

Q35

全身の筋力アップで嚥下機能は高まりますか？

体全体の動きにかかわる骨格筋と、嚥下にかかわる筋肉の筋力は、必ずしも相関するわけではありません。とはいえ、加齢や栄養不足など、全身のサルコペニアが進むような要因が重なれば、嚥下にかかわる筋力も低下していくことが多いと考えられます（→Q7、8）。**動ける体を保つことは、口から安全に食べられる生活を続ける土台となる取り組み**ともいえます。

最大筋力の20～30％程度、力を入れる運動を続けることで筋力の維持が可能といわれます。50～60％の力なら筋力増強につながります。頭部挙上訓練（→Q31）など、嚥下にかかわる筋肉を鍛えるトレーニングに加え、**可能なかぎり全身運動も続けていきましょう。**たとえば、椅子の立ち座りをくり返して脚力をつけるのもよい方法です。

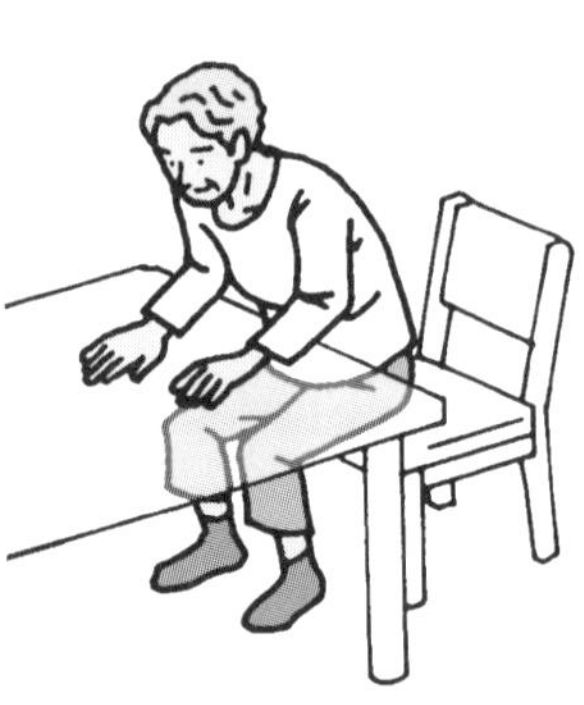

Q36 嚥下体操のやり方を教えてください

いろいろな訓練法を紹介してきましたが、一連の体操に呼吸法の訓練や発声練習も取り入れたコンパクトな訓練法があります。**本書の監修者考案の「藤島式嚥下体操」**です。呼吸法や発声法の練習を習慣化させる基礎訓練として、あるいは食事の前の準備体操として、毎日続けることがすすめられます。

食べるために使う筋肉が、かたく緊張したままではスムーズな飲み込み動作はできません。そこで、食事の前に取り組みたいのが、食べるために使う筋肉をほぐしたり、鍛えたりするための体操です。

障害部位やレベルを問わず、嚥下障害のある人はすべて嚥下体操を**毎回の食事前に1セット**、欠かさず続けるようにしましょう。

一連の体操は、ゆったりと座った状態でおこないます。口から食べられている人も、必ずおこなうように習慣づけましょう。

● **深呼吸（❶）**　鼻からゆっくり、おなかをふくらませるように深くまで息を吸い込んだら、口をすぼめてゆっくり、おなかをへこませるようにして息を吐ききります。

● **首の体操（❷）**　正面を向いたまま首を左右に傾けます。次に顔を左右に向け、最後にゆっくり首を回します。

● **肩の体操（❸）**　ギュッとすくめるように肩を持ち上げ、すっと力を抜いて下ろします。

● **上体の体操（❹）**　力を抜いて、上体を左右にゆっくり倒します。

● **頬の体操（❺）**　口を閉じたまま、頬を膨らませたり、へこませたりしま

▼藤島式嚥下体操

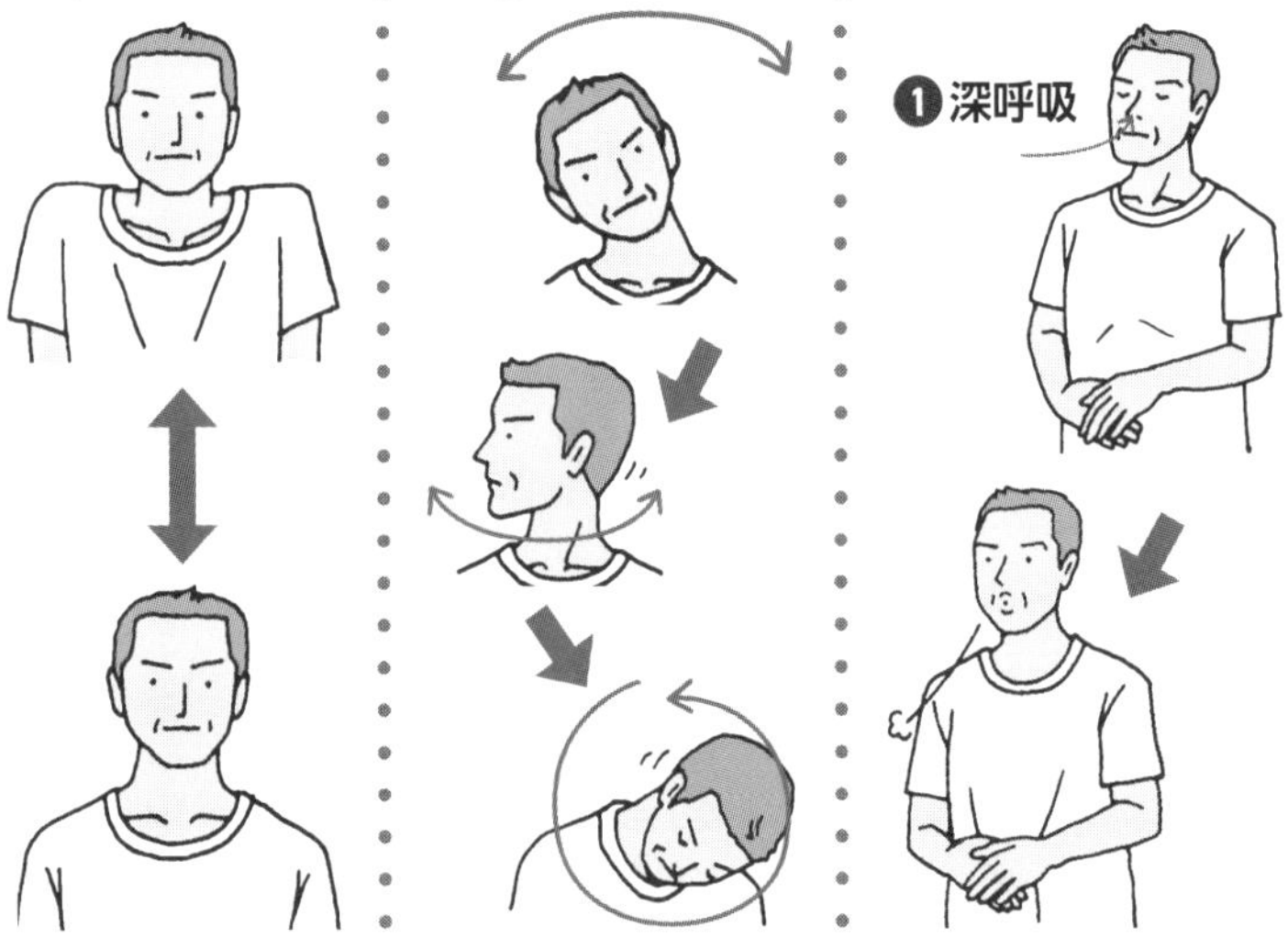

す。2～3回くり返します。

●**舌の体操（❻）**　口を大きく開いて舌を出したり、ひっこめたりします。2～3回くり返したら、次に舌先を左右に動かします。2～3回くり返します。最後に強く息を吸って止め、3つ数えてから吐き出します。

●**おでこ体操（❼）**　おでこに手を当て、頭でその手を強く押します（→Q32）。

●**発声練習（❽）**　「パパパ、ラララ、カカカ」あるいは「パラカ」とゆっくり5回、次に早口で5回唱えます。

●**再び深呼吸（❾）**　最後にもう一度、深呼吸（❶の手順）をして終了します。

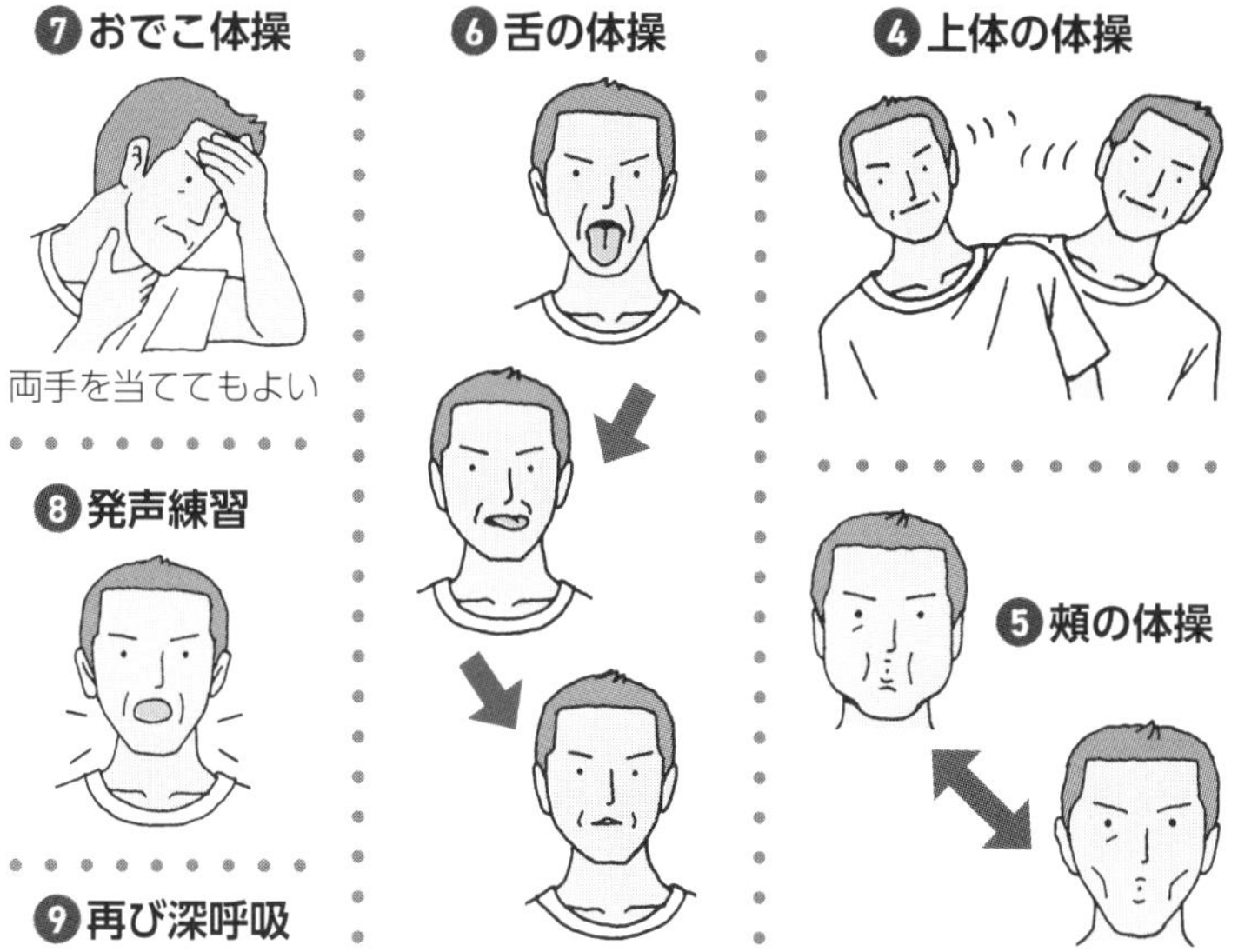

Q37 噛む機能を保つために必要なことは？

飲み込む力はあっても、うまく咀嚼《そしゃく》できないなどというトラブルがあると、食事内容は限られたものになってしまいます。必要に応じて歯科での治療も検討しましょう。

●口腔《こうくう》ケアを欠かさない　自分の歯をできるだけ多く、長く残しておくことは、口から食べるためにとても大切です（↓Q38）。

●問題があれば歯科治療を　むし歯や歯周病がないか定期的に歯科でチェックし、必要に応じて適切な歯科治療を受けましょう。とりわけ問題なのは歯周病です。歯を支える土台が破壊されるため、放置しておけば歯を失うことにつながります。

●入れ歯の手入れも重要　入れ歯はブラシを使って水で洗い、そのあと義歯洗浄剤につけて清潔を保ちます。歯磨き剤は入れ歯が摩耗するので使わないようにします。なお、数日間でも入れ歯をはずしたままにしていると、歯肉がやせて合わなくなります。合わなくなったらすぐにつくり直し、いつでも噛める状態にしておきましょう。

Q38 口腔ケアのやり方を教えてください

口の中のことを口腔《こうくう》といいます。口の中を清潔に保つ口腔ケアをきちんと続けていくことは、嚥下障害がある人にとって、とくに重要なことです。

口の中の汚れは、細菌の繁殖をまねき、誤嚥性肺炎の危険性を高めてしまいます。汚れのもとは、食べかすや古くなった粘膜のかす、分泌物や胃の内容物の逆流など。汚れがたまると細菌がたまりやすくなり、さらに汚れがとれにくくなるという悪循環に陥ります。また汚れによる粘つきは、不快感となり、嚥下障害を進めるもとにもなります。口を動かさない状態が続くと、唾液の量が減って自浄作用が働きにくくなり、ますます汚れやすくなります。食べたあとのケアはもちろん、食べられない状態が続いているときも、しっかり口腔ケアをおこなうことが大切です。

●**水やお茶で口をゆすぐ**　口内をさっぱりさせるよい方法です。しかし、それだけで汚れは落とせません。口や舌が麻痺《まひ》している人は、ゆすぐのもむずかしいもの。適切な道具を用いた口腔ケアが必要です。

●道具を使ってきれいにする　歯の表面だけでなく、汚れがたまりやすい**歯と歯の間**、**歯と歯肉（歯ぐき）の間のすき間**や、食べかすや汚れがはりつきやすい**上あご（口蓋《こうがい》）**、**唇《くちびる》や頬の粘膜と歯肉の間**もきれいにしていきます。唾液の量が減ったり、舌の動きが悪くなったりしていると、舌の上にも汚れがたまりやすくなるので注意しましょう。

なお、**介護者がケアするときは、あごを引きぎみに**します。この姿勢なら、つばがたまっても誤嚥しにくくなります。

●歯は歯ブラシでピカピカに　歯ブラシのヘッドは小さめのものを使い、歯の表面、歯と歯のすき間、歯と歯肉の境目にもブラシの毛先を当てて、小刻みに動かします。

●舌・頬粘膜などはスポンジブラシを使う　スポンジブラシは棒の先端にスポンジがついている口腔ケア用品で、使い捨てが原則です。各種の市販品があります。

スポンジブラシを水に浸したあと、紙ナプキンなどで軽く水分を吸い取り、水がし

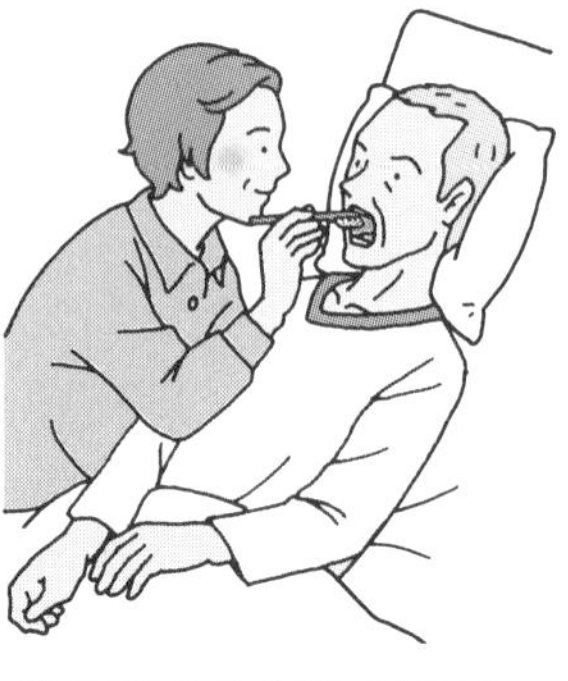

自分ではむずかしければ、
介護者がケアをおこなう

たたり落ちないようにしておきます。そして、口の中全体を潤しながら濡らしたスポンジでふき取っていきます。ケアの途中、スポンジが汚れたら洗い、また水に浸して使いますので、**スポンジを湿らせるための水を入れたコップとは別に、洗うための水を入れたコップも用意**しておきましょう。

歯の表面と歯肉の外側、内側、歯肉と頬粘膜の間や、頬粘膜そのものにもスポンジを当て、ふき取りましょう。口蓋に当てたスポンジは奥から手前に、次に左右にも動かします。舌をふきとるときは、奥から手前に動かすようにします。

▼スポンジブラシの使い方

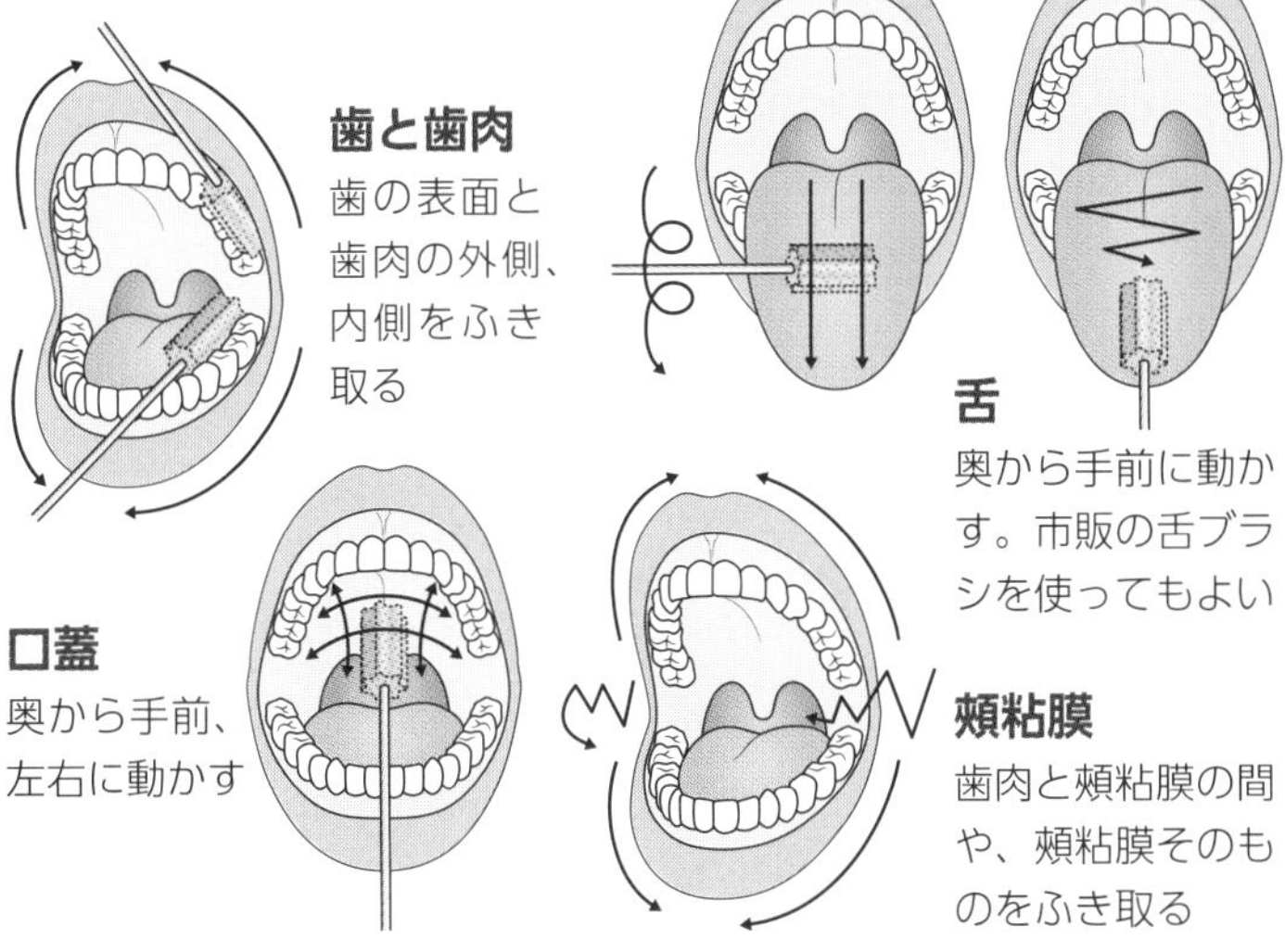
歯と歯肉
歯の表面と歯肉の外側、内側をふき取る
舌
奥から手前に動かす。市販の舌ブラシを使ってもよい
口蓋
奥から手前、左右に動かす
頬粘膜
歯肉と頬粘膜の間や、頬粘膜そのものをふき取る

Q39 トラブルの解消に役立つ補助具はありますか？

口の中のトラブルが、摂食嚥下障害の原因になっていることもあります。うまく噛めない、噛んでも口の中にたまったまま、などという問題があれば、歯科医の診察を受けたうえで、必要な対策をとりましょう。トラブルの内容によっては補助具が役立つこともあります。

●手づくりプロテクターで頬粘膜を保護する

顔面神経麻痺《まひ》がある人は、頬の筋肉がゆるんでいて、咀嚼《そしゃく》の際に頬の内側の粘膜を噛みやすいことがあります。そのような場合には、紙コップを切ってつくったプロテクターを使うとよいでしょう。

▼手づくりプロテクター

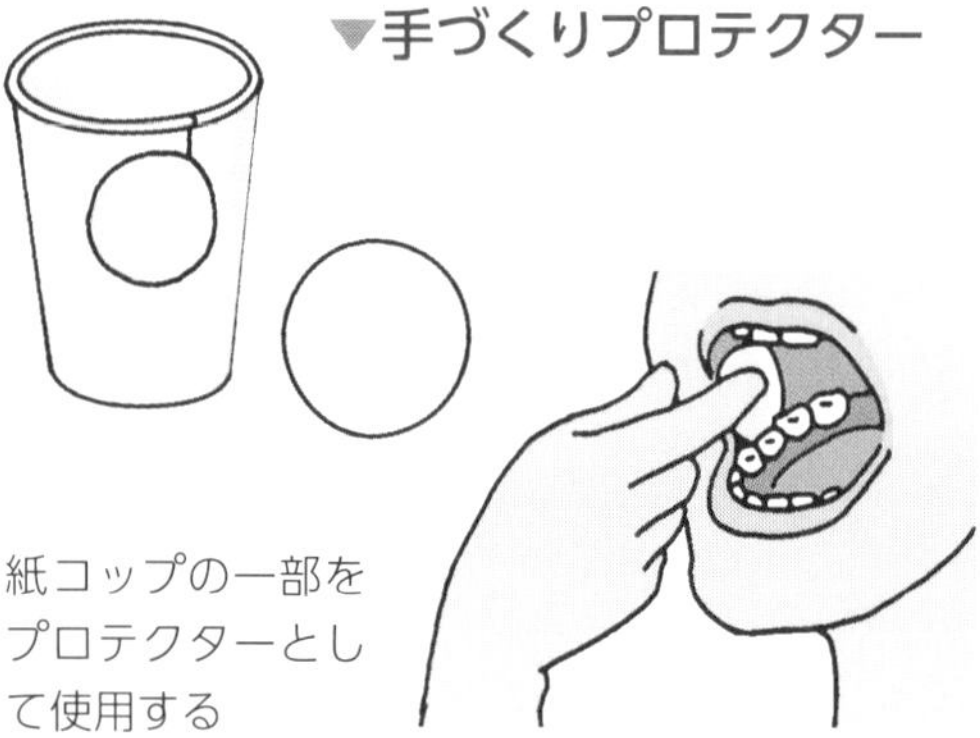

紙コップの一部をプロテクターとして使用する

紙コップの一部を直径3～5㎝ほどの円形に切り取り、水で濡らしてから、奥歯と頬の間に置きます。カーブの凸面を頬の粘膜側にして貼りつけるように置いておくと、頬を噛みにくくなります。使う人の口に合ったサイズ、形状を確認し、同じものを数枚つくっておくと便利です。誤って飲み込まないように注意します。

●飲み込みを助ける補助具をつくる　意識したことはないかもしれませんが、口の中のものをのどの奥に送り込むとき、舌は口の中の天井部分にあたる上あご（口蓋《こうがい》）に押しつけられています。

舌の動きが悪く、しっかり口蓋につきにくい場合には、**舌接触補助床《ぜつせっしょくほじょしょう》（PAP）**という器具を使うとよいでしょう。歯科医師に相談してください。装着し、天井の位置を下げると舌がつきやすくなり、うまく送り込めるようになります。違和感があっても使い続けるうちに慣れてくるでしょう。舌の動きが改善し、装着不要になることもあります。

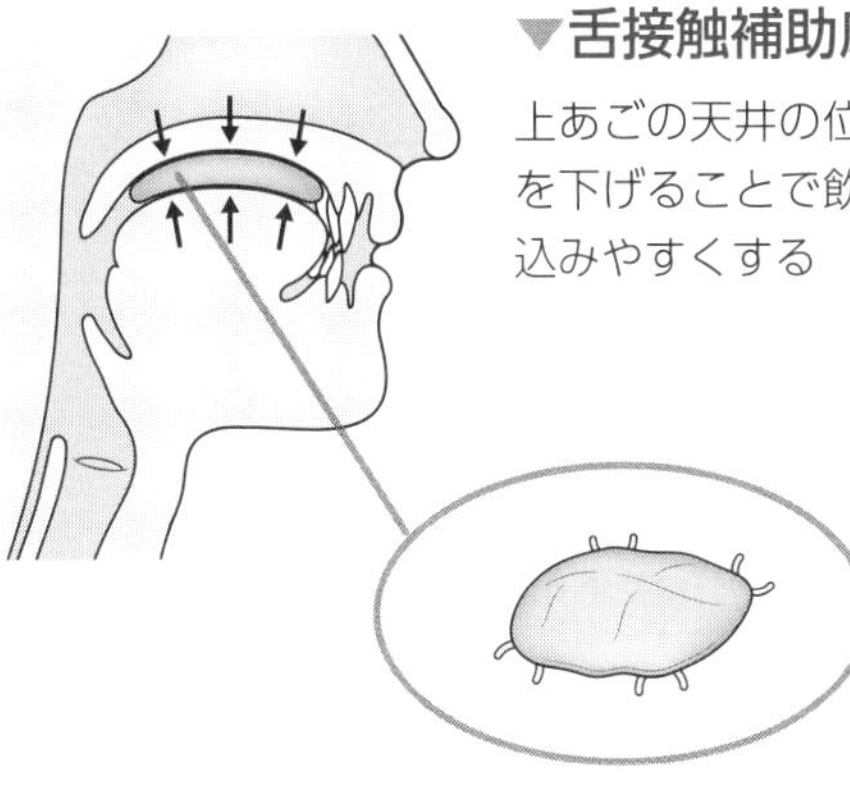

▼舌接触補助床
上あごの天井の位置を下げることで飲み込みやすくする

Q40 手術をすれば食べられるようになりますか？

食物の流れを妨げている腫瘍などの障害物は、手術で取り除くことが最善の方法です。こうした手術は、障害が起きている部位に応じて耳鼻咽喉科や頭頸部《とうけい》外科、口腔《こうくう》外科などでおこなわれます。ただし、障害物がなくなっても、機能障害は残ることはあります。

嚥下にかかわる器官の働きの問題でうまく飲み込めない状態になっていて、各種の訓練を重ねても嚥下機能が十分に改善しないときにも、手術が検討されることがあります。この場合、限られた例ではありますが、障害部位によっては、**嚥下機能改善手術**（→Q41）を受けることで口から安全に食べられるようになる例もあります。

手術を受けるか決めるには、手術で改善する可能性の見極めが重要です。

- **咽頭《いんとう》部分での障害が主体**（口の中や食道部分の機能障害は手術では改善しにくい）
- **リハビリテーションでは十分な改善が得られない**

●全身状態は安定している
●患者さん自身に「口から食べたい」という意欲がある
●術後に訓練を続けられるだけの意識レベル、知的能力と体力がある

こうした条件に当てはまる場合にのみ手術は検討されます。**手術だけで劇的に改善するわけではありません。手術後は、適切なリハビリを続けることが大切**です。

また、嚥下機能の十分な回復は見込めなくても、誤嚥を防ぐことを目的にした手術がおこなわれることがあります。口から気管への道を閉ざす**誤嚥防止手術**は、1日に何度も痰《たん》の吸引をくり返したり、誤嚥性肺炎をくり返したりしている場合に検討されます（→Q42）。必ずしも嚥下機能の改善ははかれませんが、誤嚥性肺炎を起こす危険は大きく減ります。術後は現存の機能に応じた食事をとれることもあるでしょう。たとえ食べられるようにはならなくても、吸引の回数が減り、ぐっすり眠れるなど、本人も介護者も生活の質が上がります。一方で、誤嚥防止手術を受けると声は出せなくなります。この点を本人や家族が納得できるかが、手術を受けるかどうかを判断する重要なポイントです。なお、声を出せるようにする特殊な手術法もあります。嚥下専門の耳鼻咽喉科医に相談してください。

Q41 嚥下機能改善手術とはどのようなものですか？

食べられるようにすることを目的にした手術は、嚥下機能改善手術といわれます。さまざまな方法がありますが、たとえば**喉頭挙上術**《こうとうきょじょうじゅつ》では、甲状軟骨（のど仏）と、その上に位置する舌骨《ぜっこつ》、下あごの骨である下顎骨《かがくこつ》を糸で結んで引き上げた状態で固定します。

「ごくん」と飲み込むときには、のど仏が引き上げられることで食道の入り口が開き、喉頭蓋《がい》が折れ曲がって気管の入り口をふさぎます。手術でのど仏を引き上げた状態にしておけば、食道の入り口は開きやすくなるため飲み込みやすくなると同時に、喉頭蓋がふたをする働きも強まり、誤嚥も起こりにくくなります。呼吸がしにくくなることから、気管に孔《あな》をあける気管切開を同時におこないますが、発声にかかわる器官は保たれるので、通常、話すことは可能です。

食道の入り口がなんらかの原因で開かず、食塊《しょくかい》が咽頭《いんとう》にたまってしまう場合には、入り口を閉じる筋肉の働きをゆるめる輪状咽頭筋切断術《りんじょういんとうきんせつだんじゅつ》（または切除術）が検討されることもあります。誤嚥が多い場合などは、喉頭挙上術と併用されることもあります。

いずれにしても、手術後は適切なリハビリを続けることが大切です。

主な嚥下機能改善手術の方法

下記のほか、さまざまな手術法があります。嚥下に詳しい医師とよく相談してください。

▼喉頭挙上術

甲状軟骨（のど仏）と舌骨、下顎骨を糸で結び、引き上げた状態で固定する

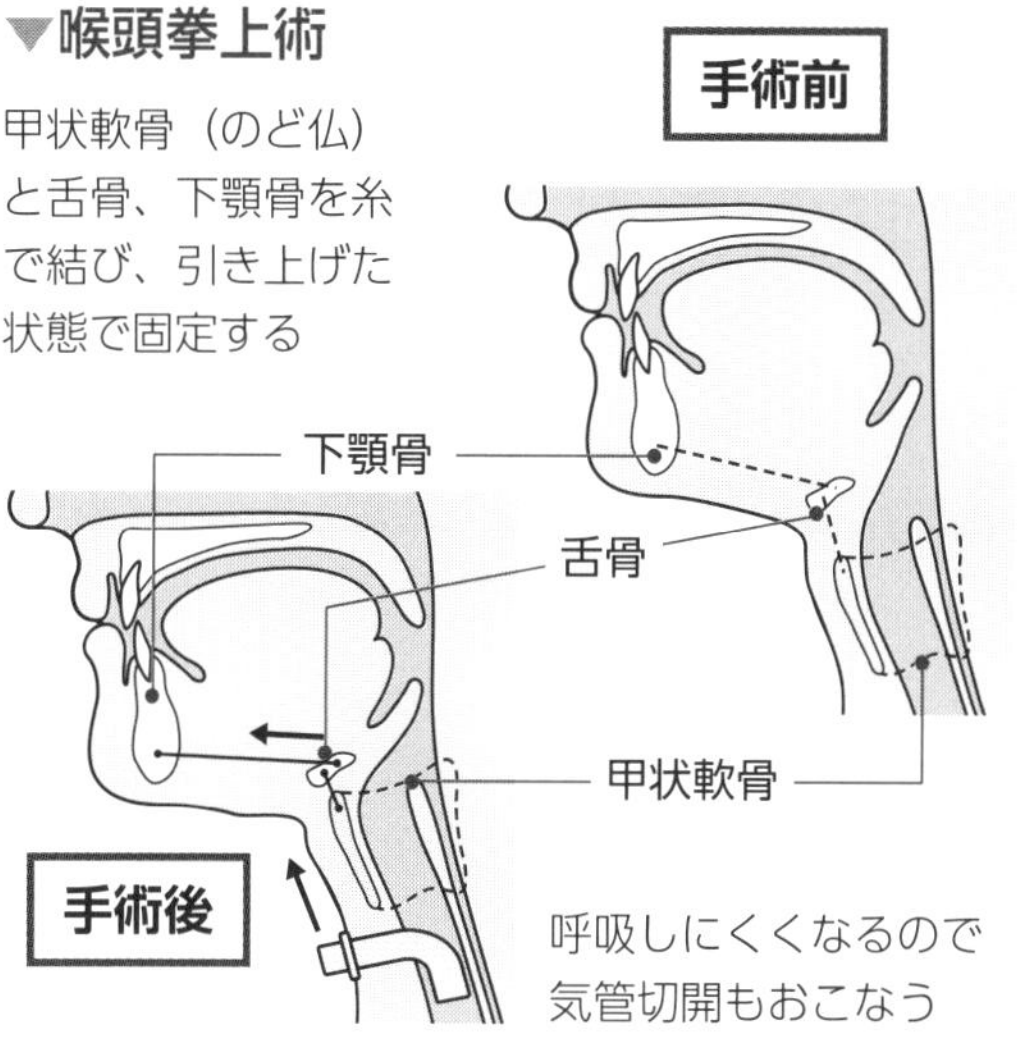

▼輪状咽頭筋切断術

入り口を閉じる筋肉の働きをゆるめる

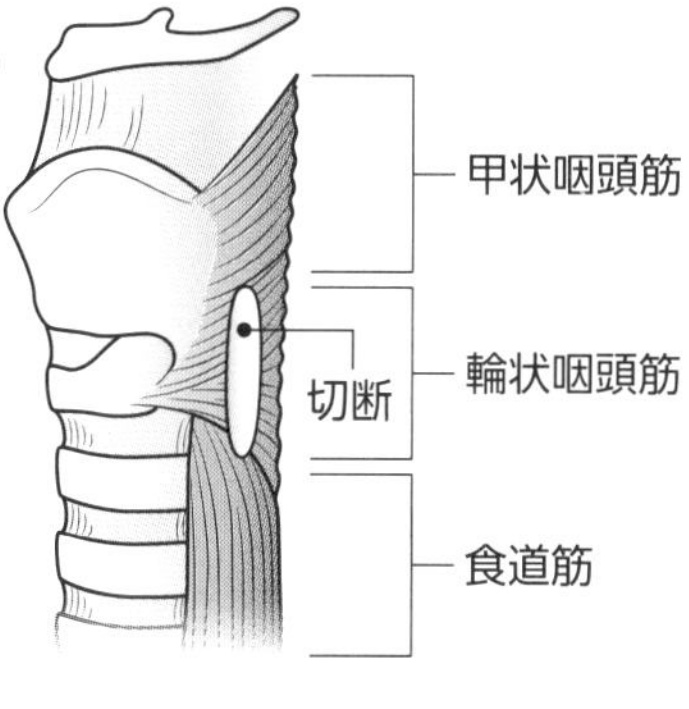

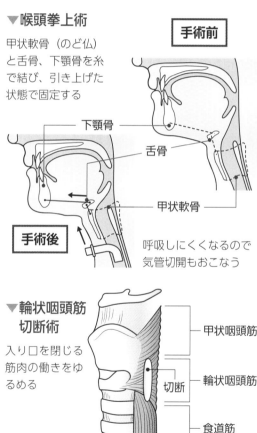

Q42 誤嚥防止の手術にはどのような方法がありますか？

唾液誤嚥が多く、1日に何度も痰《たん》の吸引が必要な人や、誤嚥性肺炎をくり返している場合に検討される誤嚥防止手術では、口と気管とのつながりを断ちます。それには複数のやり方があります。

● **声門をふさぐ**　声門を縫い合わせてふさぐことで、気管に唾液や食塊《しょくかい》などが流れ込まないようにします。**声門閉鎖術**《せいもんへいさじゅつ》といいます。

● **気管を切り離す**　気管分離術には、咽頭《いんとう》と気管を切り離し、切り離した気管の上の部分を食道につなげる方法（**気管食道吻合術**《きかんしょくどうふんごうじゅつ》）や、喉頭《こうとう》を取り除き、気管と、咽頭・食道を完全に分ける方法（**喉頭摘出術**《こうとうてきしゅつじゅつ》）があります。

いずれの場合も声は出せなくなりますが、誤嚥性肺炎を起こす危険は大きく減ります。鼻や口から空気を取り込むことができなくなるため、気管に孔《あな》をあける気管切開が必要になります。首からカニューレという器具を気管にあけた孔に差し込んで換気するか、首のつけ根に孔をあけ、そこに気管の出口を縫いつけて永久気管孔《こう》とします。

カニューレにはカフ付きのもの、カフがないもの、吸うだけで吐く息は出ないようになっているものなど、いろいろあります。誤嚥防止手術のように、気管孔が唯一の換気口になる場合には、カフがなく、呼気も吸気もできるカニューレを使います。

主な誤嚥防止手術の方法

方法はさまざまですが、口から気管へのルートを断つことで誤嚥を防ぎます。

▼声門閉鎖術

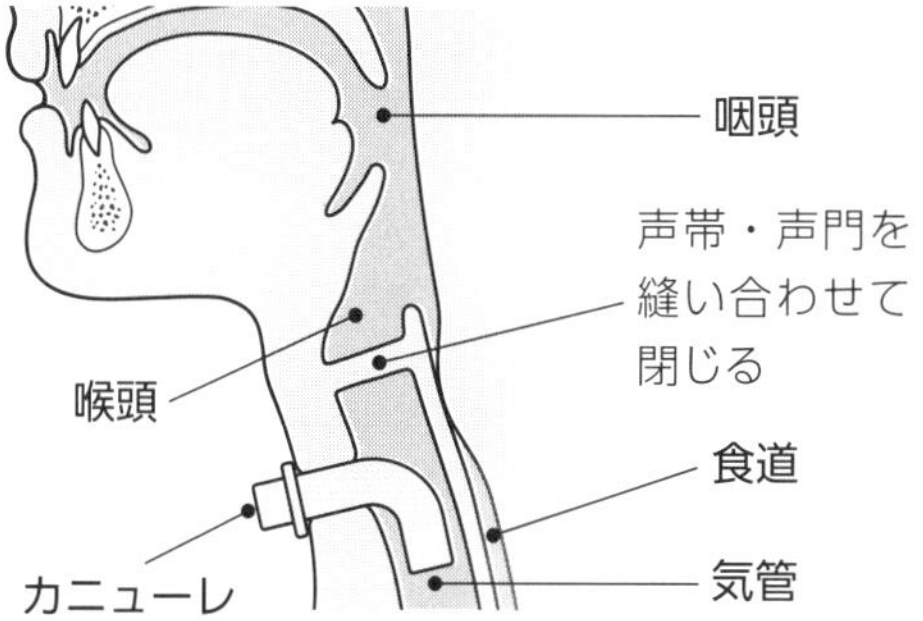

▼気管分離術／気管食道吻合術

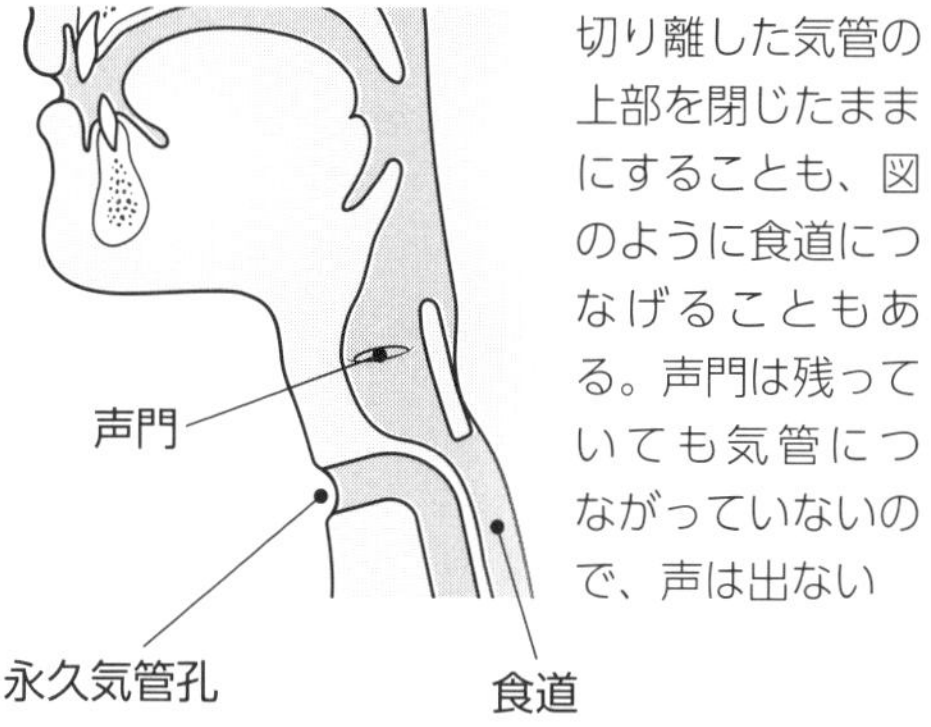

切り離した気管の上部を閉じたままにすることも、図のように食道につなげることもある。声門は残っていても気管につながっていないので、声は出ない

喉頭を取り除く方法もある（喉頭摘出術）

Q43 気管切開をするだけで誤嚥は防げますか?

誤嚥防止を理由に気管切開をして、カフ付きのカニューレを挿入する例もあるようです。カフはふくらませて気管の通路をふさぐことで誤嚥を防ぐとされますが、本来、**気管切開は呼吸をしやすく、痰《たん》を出しやすくするための医療的処置で、誤嚥防止とは無関係**です。

口と気管のつながりを保ったまま、**気管切開だけで誤嚥を防ぐことはできません。**たとえカフ付きカニューレを使っても、唾液などの液体はカフをすり抜けてしまいます。ふくらんだカフが気管壁を圧迫して嚥下運動を制限し、嚥下機能を低下させるおそれもあります。誤嚥を防止するためには、口と気管の通路を断つ必要があります(→Q42)。

▼カフ付きカニューレの使用時

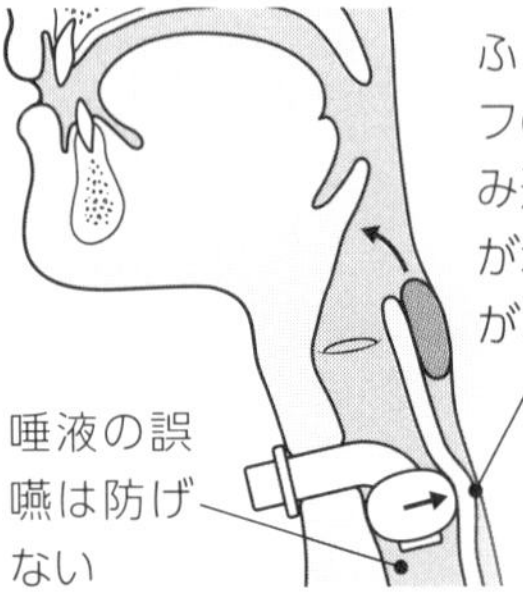
ふくらんだカフの圧迫で飲み込みづらさが増すおそれがある

4

誤嚥せずに食べる工夫

Q44 摂食訓練とは？どのように進めますか？

嚥下《えんげ》機能がある程度保たれている場合や、さまざまな工夫をすれば食べられそうな場合は、**実際に食物を口にして、食べやすい食品はなにか、食べるときの姿勢をどうすればよいか確かめ、飲み込み方などを工夫しながら、安全な食べ方をマスター**します。これを**摂食訓練《せっしょくくんれん》**といいます。

嚥下障害の程度によって、安全に食べられる食物の形態や性状には違いがあります。摂食訓練は、やわらかさや、まとまりやすさ、通過しやすさなどを段階的に調整した嚥下食（嚥下調整食→Q52）を用いて進めます。嚥下食にはいくつかのレベルがあります。安全に食べられるようなら徐々に**嚥下食の性状、量を変化させ、普通の食事に近づけていきます。**こうした訓練の進め方を**段階的摂食訓練**といいます（→Q53）。摂食状況や障害の程度はいろいろです。**どのレベルから摂食訓練を始めるか、どのレベルまで食事内容を引き上げられるかは人によって違います。**無理は禁物です。

Q45 絶食が続いたあとでも食べられるようになりますか？

脳卒中などで絶食が続いている人の場合、まず基礎訓練（→Q25）をおこないます。水飲みテスト（→Q10）などで、**むせずに少量の水を飲み込めると確認できれば、訓練により口から食べられる可能性は十分にあります。**食物を口にしない期間が長くなると、嚥下機能は低下しやすくなります。

条件が整いしだい摂食訓練に入ります。ただし、訓練の開始には、飲み込めるだけでなく次のような条件も必要です。

- **意識がはっきりしていて、日中、目を覚まして注意を払うことができる**
- **咳《せき》や痰《たん》がないか、とても少ない**
- **肺炎を起こしていない**
- **口の中、とくに舌が汚れていない**

Q46 食事の内容以外に、注意したほうがよいことはありますか？

訓練に適した食物の性状は人によって異なりますが、安全に食べ続けられるようにするためには、実際に食物を口にしている時間だけでなく、食事の前後にも習慣化したいことがいろいろあります。

●**食事の時間を決める**　いつもだいたい決まった時間に食事をとるようにすることで、1日のリズムをつくりましょう。規則正しい生活を送ることは、抵抗力をつける基本です。誤嚥《ごえん》性肺炎などの予防にも役立ちます。食事の時間を中心に、生活全体を組み立て直していきましょう。

●**手、口の中をきれいに**　食事前に手洗い、うがい、食後は口腔ケアをします。

●**環境を整える**　認知機能が衰えている人などは、注意力が散漫になることも。食卓の上に余計なものは置かない、テレビは消すなど、環境を整えましょう。

●**嚥下体操をする**　嚥下障害の程度にかかわらず、食事の前には嚥下体操をおこないましょう（➡Q36）。

●**のどのアイスマッサージ**　嚥下反射が起こりにくい場合は、のどのアイスマッサージを併用すると、飲み込みやすくなります（➡Q27）。

●**姿勢を整える**　誤嚥しにくく、安全に食べられる姿勢をとります（➡Q47）。

●**よく噛んでゆっくり**　一口ずつゆっくり食べると誤嚥しにくくなります（➡Q48）。

●**食後の過ごし方も大事**　食べ終わったら、口の中に食物を残さないように口腔《こうくう》ケアをします。また、逆流による誤嚥を防ぐため、食後は座った姿勢でゆっくり過ごすことも大事です。

●**全身状態のチェックも忘れずに**　嚥下障害のある人が食物を口にしている以上、誤嚥などの危険性はつねに考えておかなければなりません。発熱はないか、気になる呼吸音はないか、呼吸が速くないか、痰《たん》の量は増えていないか、咳《せき》が増えていないか、食事に時間がかかりすぎていないか、本人が不調などを訴えていないかなど、周囲の人は本人の様子をよくみて、全身状態をチェックしておくことも必要です（➡Q19）。なにか異常を感じたら、医師をはじめとする専門職に相談しましょう。

Q47 安全に食べるための姿勢のポイントは？

嚥下障害の程度が重ければ重いほど、安全に食べるには、食物を口にするときの姿勢が重要になります。障害の程度が比較的軽く、自分で食物を口に運べるようであれば、食べなれた姿勢でかまいませんが、より安全に食べるためのポイントはおさえておくとよいでしょう。

●可能なら座位で　飲み込みに大きな問題がなければ、食卓で食事をとるようにしましょう。むせやすい人は、やや前かがみの姿勢であごを引きぎみにします。高すぎないテーブルで、かかとがしっかり床につくくらいの高さの椅子に座ると、姿勢が安定しやすくなります。

▼食卓に座って食べる場合

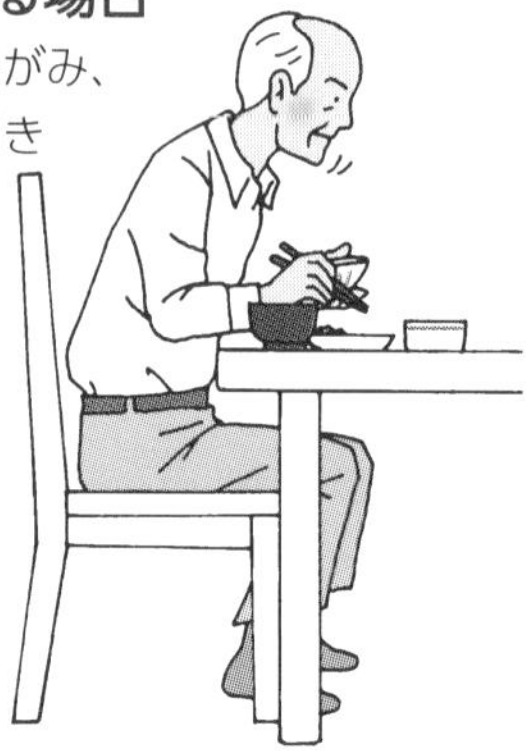

●**食道の通過障害があれば背すじは伸ばす**　「食物が胸につかえる」「飲み込んだものが逆流しやすい」など、食道の通過障害がみられる場合には、ねこ背にならないよう上体を起こし、腹部を圧迫しないような姿勢で食べます。食後も寝そべらず、上体を起こしておきます。

●**角度をつけると食べやすい**　座った姿勢を保ちにくい場合には、ベッドの背を上げ、やや傾斜をつけた姿勢で食べるのでもよいでしょう。ギャッチベッド（介護ベッド）があると便利です。**45度以上の傾斜なら、手の麻痺《まひ》などがないかぎり自分で食べられます。**

脳卒中急性期で介助が必要、長期間の安静後に食事を再開する、体幹が安定しない、口からこぼれやすい、口にため込んでしまうなど、食物の取り込みや送り込みなどに比較的重い障害

▼座った姿勢を保ちにくい場合

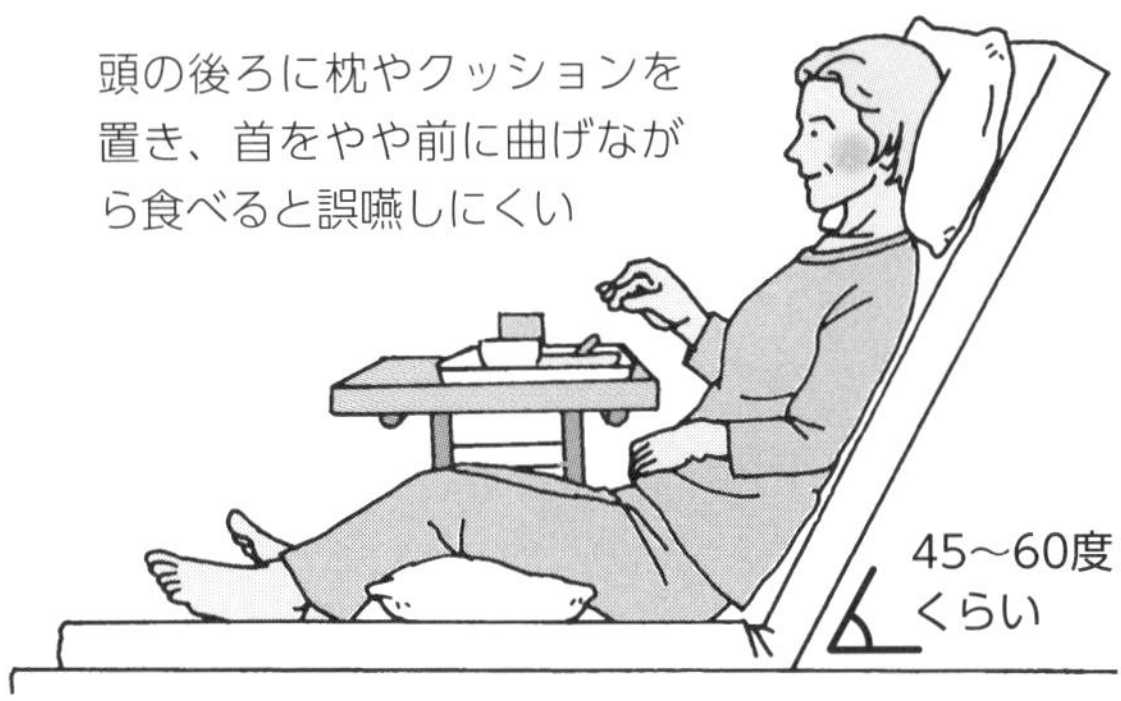
頭の後ろに枕やクッションを置き、首をやや前に曲げながら食べると誤嚥しにくい
45～60度くらい

がある人、むせがひどい人などは、30度の角度までベッドの背を倒し、首を前に曲げた姿勢で食事の介助を受けるとよいでしょう。

在宅の場合、介護保険を使ってギャッチベッドのレンタルが可能なこともあります。ケアマネジャーに相談してみましょう。手が不自由でも扱いやすい食器などもあります。あわせて相談するとよいでしょう。

●首をやや前に曲げながら食べる　上体を後ろに倒した姿勢をとる際は、頭の後ろに枕やクッションを置き、首がやや前に曲がるようにしておきます。上体を倒すだけだと咽頭《いんとう》と気管がまっすぐになり、誤嚥しやすくなります。首を前に曲げることで誤嚥しにくくなり、食道への送り込みもしやすくなります。

▼障害が比較的重い場合など

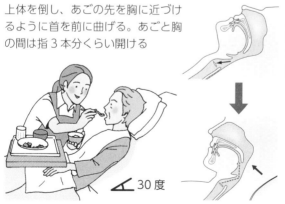

上体を倒し、あごの先を胸に近づけるように首を前に曲げる。あごと胸の間は指３本分くらい開ける

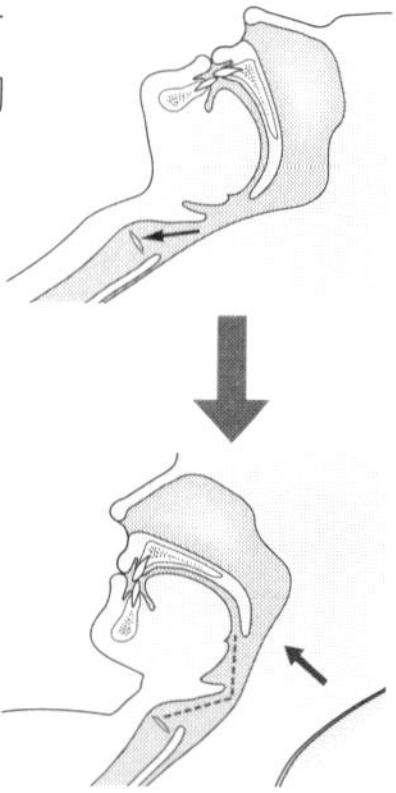

ただし、あごの先が胸につくほど前屈させると、かえって飲み込みにくくなります。あごと胸の間は指3本分程度、開けるようにします。

● 半身の麻痺が強ければ横向きで嚥下　半身の麻痺がある場合、麻痺のある側の肩に枕を入れ、麻痺のない側に体を傾けるようにします。食事の介助は麻痺のある側からおこないます。

球《きゅう》麻痺（→Q21）があり、のどの片側の動きがとくに悪い場合には、横向きに寝て首を前に曲げた姿勢で食べてもらうと、飲み込みやすくなることがあります。ベッドの背を30～45度に傾け、のどの通過がよい側を下にして横向きに寝かせ、首だけ、前屈させたうえで反対側に軽くひねるようにした状態で、食物を口に入れ、飲み込んでもらいましょう。食物は重力で麻痺のない側に集まるので、嚥下しやすくなります。首を軽くひねることで、食道の入り口の通過がよくなる効果もあります。

▼半身の麻痺が強い場合

麻痺のない側を下にした横向きの姿勢がよい

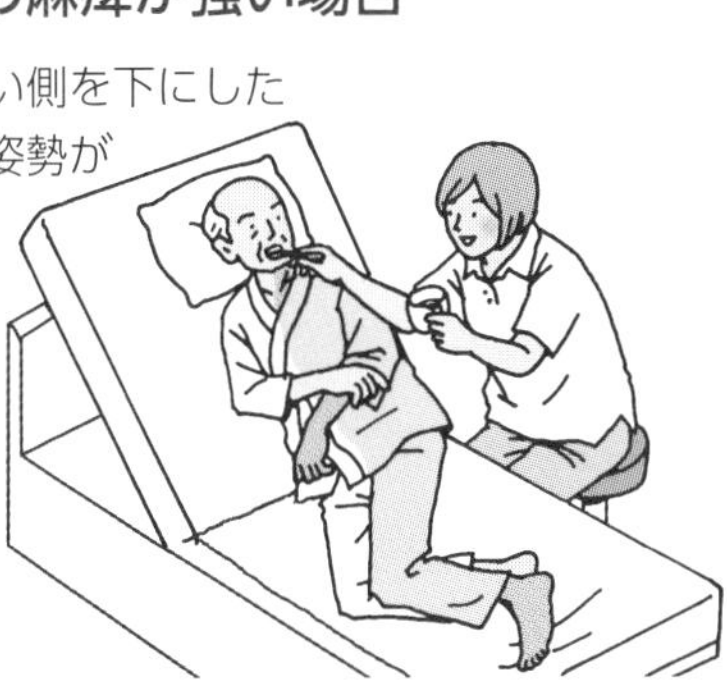

Q48

誤嚥しにくい食べ方のポイントは？

むせやすい人は、次々に食物を口に入れてしまう傾向があります。嚥下機能が低下していると、食塊《しょくかい》がのどの奥にたまりがち。急いで食べると、飲み込めずに残った食塊が気道に入り込み、誤嚥や窒息を起こす危険性が高まります。だからこそ、食べ方に注意が必要です。意識がはっきりしているときに、食べやすいものを少しずつ食べることが大切です。誤嚥は、急いで食べなければ防げることもあります。よく噛んで「ごくん」をしてから、ゆっくり一口ずつ、時間をかけて食べるようにしましょう。

● **一度に口に入れる量は少なめに**　口に入れる量が多すぎると誤嚥の原因になります。嚥下障害がある場合、大きなスプーンを使うのは避けましょう。小さなスプーンでも深さがあるもの、幅が広いものは食べにくいため、薄いものを使用します。もちやパンなどの食品は、一口量に小さくちぎっても窒息をまねきやすいので注意しましょう。

●**「ごくん」をしてから次の一口へ**　口に入れたものが口腔《こうくう》や咽頭《いんとう》、食道のどこかにたまった状態のまま、次々に飲み込むのはたいへん危険です。嚥下運動の弱さを補うには、一口食べたらなにも入れずに「ごくん」と空《から》嚥下します。必要に応じて2～4回くり返します。交互嚥下といって、一口食べたらごく少量の水（1～2mL）やゼリーなどを口に入れて「ごくん」をくり返す方法もあります。初めの一口が咽頭、食道を通過し、おなかにおさまってから、次の一口を入れるようにしましょう。

●**食べ終わったら口をきれいに**　食後は必ず口腔ケアをおこないます。自分でできる人は自分で歯磨き、介助が必要な人は介護者がケアをします（↓Q38）。

●**座った姿勢でゆっくり休む**　食後すぐに横になると逆流による誤嚥が起きやすくなります。食後に眠くなるのは消化活動が活発化している現れですが、食べて2時間は横にならずに休むようにしましょう。座った状態なら眠ってもかまいません。

●**ガム噛みや散歩もよい**　食道の通過障害があると、逆流が起きやすくなります。そのような場合には、食後にガムを噛むのもよい方法です。ガムを噛んでいると唾液が出てきます。それを嚥下すると食道の逆流が防止されます。可能なら30分程度、ゆっくり散歩するのもおすすめです。食道の動きが促進されます。

Q49 のどの奥の残留物をとるには？

空《から》嚥下や交互嚥下（↓Q48）のほか、次のような方法もあります。

●**横向き嚥下**　右下を向いてごくん、左下を向いてごくんと空嚥下すると、食道の入り口の両側のくぼみ（梨状《りじょう》窩《か》）にたまった食塊《しょくかい》が下に落ちやすくなります。

●**うなずき嚥下**　首を前屈させながら空嚥下すると、奥舌《おくじた》と喉頭蓋《こうとうがい》の間のくぼみ（喉頭蓋谷《こうとうがいこく》）にたまった食塊を誤嚥せずに飲み込みやすくなります。

▼横向き嚥下

右下を向いて空嚥下、
左下を向いて空嚥下

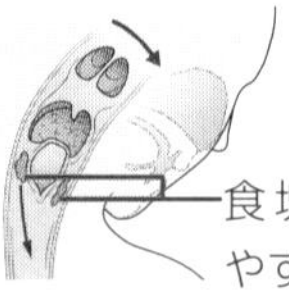
食塊が落ち
やすくなる

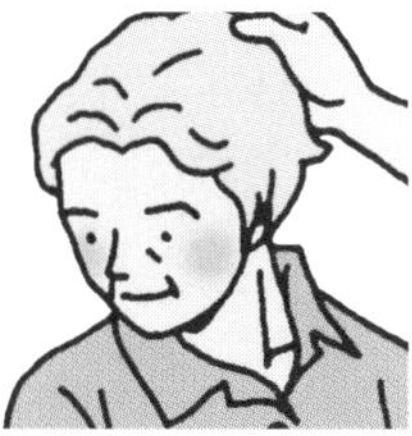

▼うなずき嚥下

首を前に曲げた状態
で空嚥下

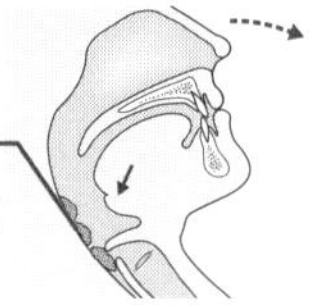
食塊を
誤嚥しに
くくなる

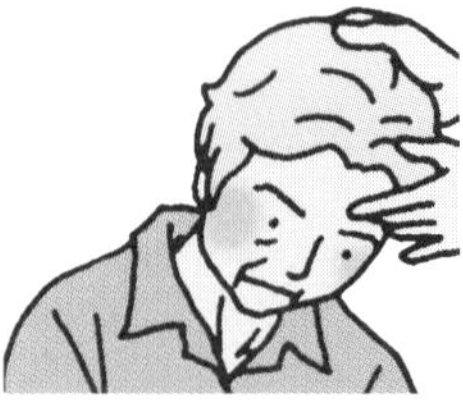

Q50 食事中にむせたときの対応法は？

食物を口にする以上、誤嚥や窒息の危険性はつきものです。むせるのは、気管に入り込みそうな異物を排除するために起こる自然な生体防御反応です。苦しくても、苦しそうにみえても、咳《せき》が出ていればむしろ安心です。あわてず対処しましょう。

●**水を飲むのはダメ！**　むせていないときなら水を飲むのは嚥下を促すのによい方法ですが、むせているときは厳禁です。水とともに残留物があふれ、気管に入り込むおそれが強くなります。

●**咳に合わせて背中を軽くたたく**　自分の咳で異物を吐き出すのが、いちばん安全な方法です。下を向き、周囲の人が背中を軽くたたいたり、さすったりして排出を促します。

●**落ち着いたら深呼吸**　息を強く吐くハッフィング（→Q33）をするのも異物の排出に有効です。落ち着いたら深呼吸をして、少し休んでから食事を再開します。

Q51 窒息のサインは？　対応法は？

食品による窒息事故で命を落とす人は、年間1万人近くにのぼります。そのうちの8割以上が65歳以上の高齢者。嚥下機能の低下が事故の発生に大きく影響しています。

気道がふさがれると咳《せき》も出なくなってしまいます。窒息は命にかかわる緊急事態です。のどのあたりを指でぎゅっとつかむしぐさは万国共通の窒息のサインですが、このしぐさが出ないからといって油断はできません。**苦しそうな状態のまま咳が弱くなってきた、顔の表情がけわしくなる、のどがゴロゴロなる、問いかけても返事がない、食事中に急に動作が止まった、咳が出ない**などという窒息のサインがみられたら、すぐに食事を中断し、周囲が迅速に、できるだけ多く

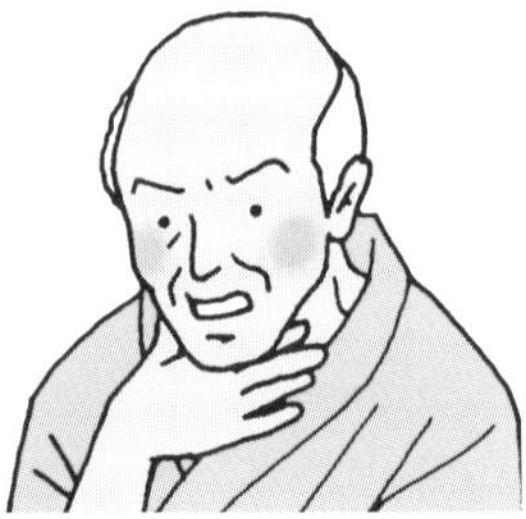

窒息時にはのどのあたりをつかむしぐさがみられることが多い

の人を呼んで対応することが必要です。

●**背中をたたく**　顔を下に向けて片方の手のひらで胸を支え、もう一方の手のひらの根元で肩甲骨の間を4～5回、強く素早くたたいたあと、口に手を入れかき出します。

●**おなかを突き上げるように圧迫する（ハイムリッヒ法）**　背後にまわり、わきの下から両手を差し入れて抱きかかえます。みぞおちのやや下に握り拳を当て、おなかを突き上げるように4～5回、圧迫したあと、口に手を入れかき出します。ただし、この方法は妊娠している人や乳児にはおこなわないようにします。

　これらの方法でダメならすぐに救急車を呼んでください。

窒息時の救助法

　背中をたたいたり、おなかを圧迫したあと口に手を入れてかき出します。無理なら救急車の手配を！

▼おなかを圧迫する

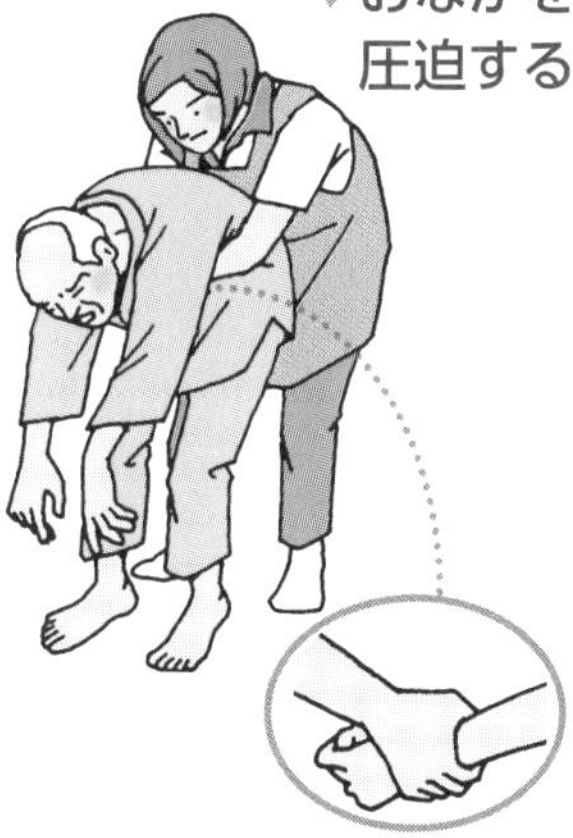

▼背中をたたく

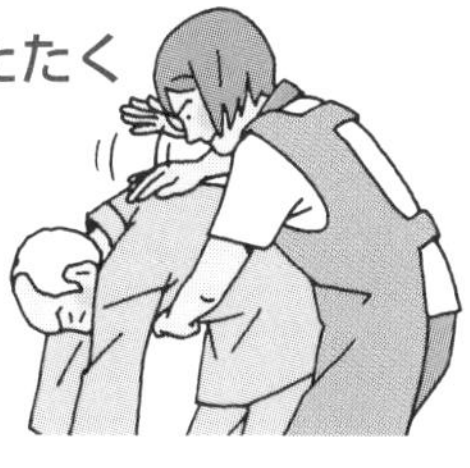

Q52 「嚥下食」とは、なんですか？

やわらかく、咀嚼《そしゃく》しやすい食事は一般に介護食（高齢者食）といわれています。一方、**「嚥下食（嚥下調整食）」は、咀嚼後の状態に調整された、水分量が多めでまとまりやすく飲み込みやすい食物**を指します。嚥下食の性状はさまざまですが、そのまま飲み込めるもの、舌で押しつぶす程度のことは必要なものも、のどの奥をまとまって通過していきやすいという共通点があります。「やわらかさ」「噛みやすさ」だけでなく、「まとまった食塊《しょくかい》にしやすい」「飲み込みやすい」ということが大事なのです。

日本摂食嚥下リハビリテーション学会では、嚥下食を性状の違いによりコード0から4までの大きく5段階に分類しています（学会分類）。このうちコード3、4にあたる嚥下調整食が、いわゆる介護食に相当します。

このほか、レベル0から5まで6段階に分類する方法（嚥下食ピラミッド）もあります。レベル0は摂食訓練を始める際の開始食、レベル1から3までが嚥下食、レベル4が介護食（移行食・咀嚼食）、レベル5は普通食（常食／一般食）にあたります。

いずれにせよ、どのような食事内容が適当か、嚥下リハビリにかかわる人が共通認識をもつために用いられています。具体的な食品名や料理名ではなく、「コード」で示したり、「レベル」で示したりと混乱しやすいかもしれませんが、専門家のアドバイスを受けながら安全に食べられるものを用意していきましょう。

▼嚥下調整食学会分類 2021

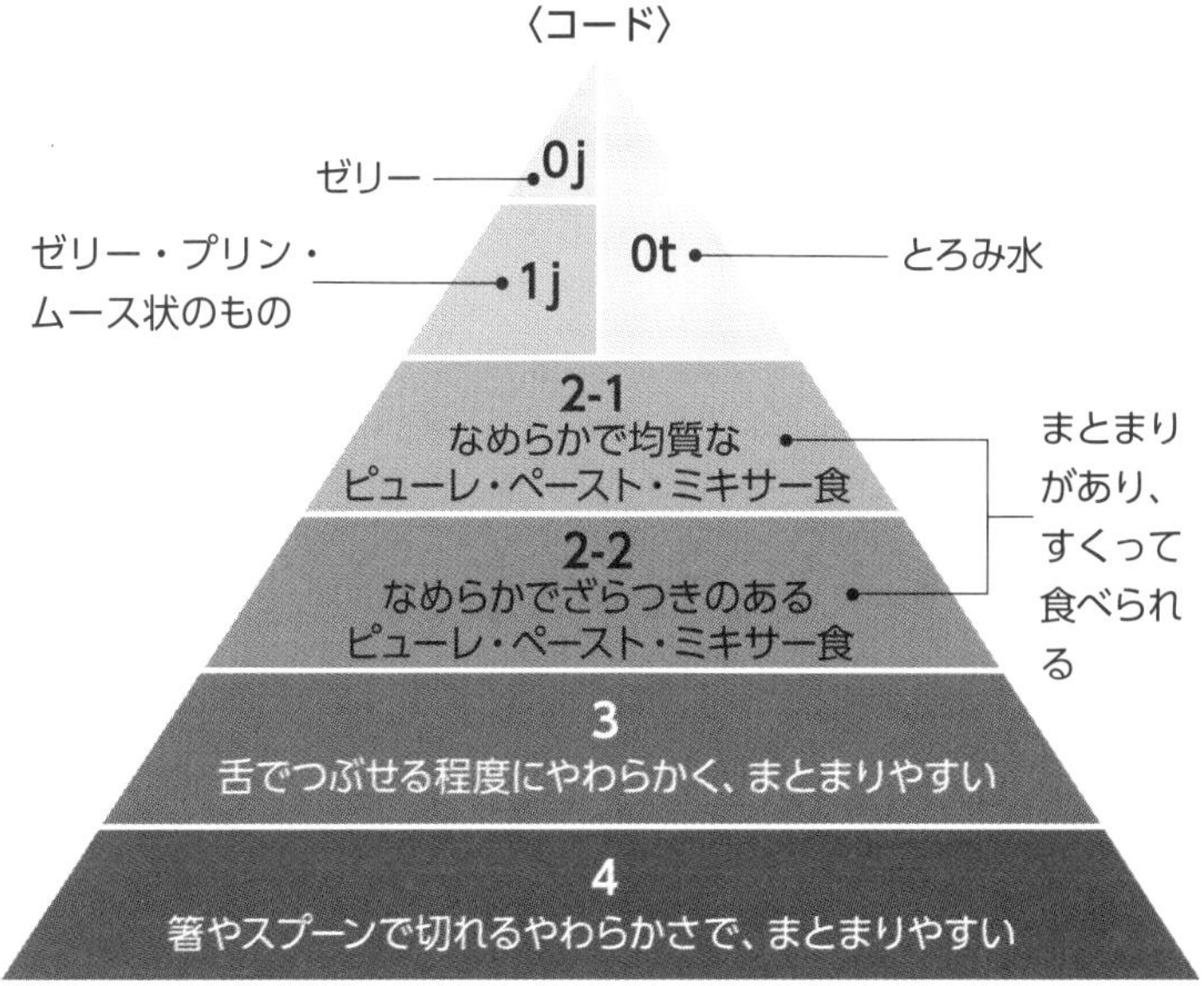

詳しくは「日本摂食嚥下リハビリテーション学会」のサイトを参照

Q53 段階的摂食訓練の進め方は？

絶食が続いたあとなどに摂食訓練を始めるときは、**開始食（嚥下訓練食品）といわれるお茶や果汁のゼリーまたはとろみ水からスタート**します（コード0j、0t→Q52）。「少しでも栄養があるものを」と思うかもしれませんが、たんぱく質を含むものは誤嚥したときに肺炎を起こしやすいため、開始食には不向きです。

開始食や、開始食を始める前の水飲みテストでひどくむせたり、全身状態の悪化がみられたりしたときは、基礎訓練だけに戻します。

開始食が問題なく食べられたら嚥下食に進みます。30分以内に、3食とも、用意した量の7割以上を食べられる状態が3日間以上続いているようなら、嚥下食の段階を上げ、徐々に普通の食事に近づけていきます。これが段階的摂食訓練の進め方です。

慢性的、軽度の摂食嚥下障害であれば、必ずしも開始食から始める必要はなく、食べやすい性状のものから始めればよいでしょう。

安全に食べられる食物の形態や性状は人によって異なります。食材も調理法も制限のない普通食まで食べられるようになるのはむずかしいこともあります。無理に普通食に近づけようとせず、**安全に食べられるレベルの食事を続ける**ようにします。

口から食べられる量が少ないときは、管を介して栄養補給をおこなう補助栄養を併用したり、おやつでカロリーや水分を補給したりしていきます。

▼進め方の例

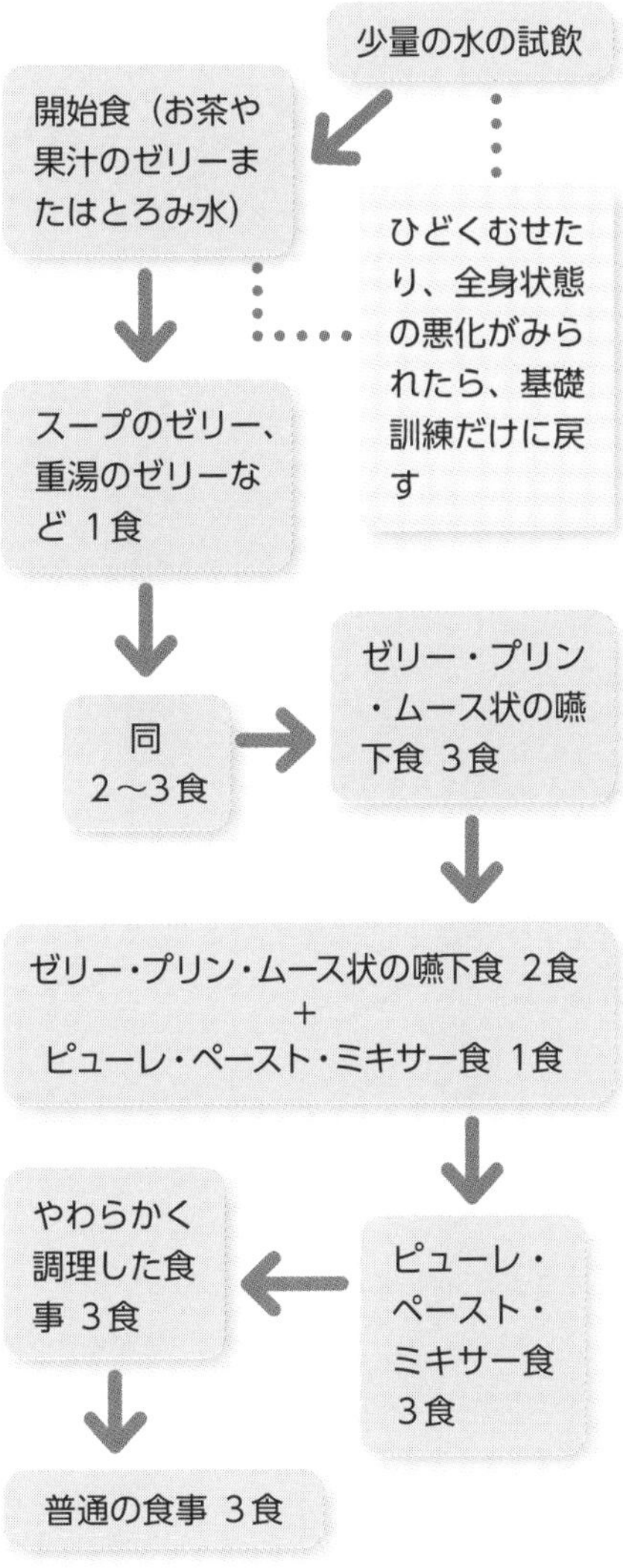

Q54 食べやすいのはどんな性状のものですか？

嚥下障害があっても食べやすい、飲み込みやすい食品には、**密度が均一、ばらばらになりにくい、変形しやすい、べたつかない**という4つの共通した性質があります。この4条件を満たし、嚥下食として最適なのはゼラチンなどでまとめた食事です。のどの奥に食べかすが残りにくく、つるんと通過していきます。水分を固めたゼリーは食べやすく、嚥下障害の程度が重い場合や、摂食訓練の開始食にも用いられますが、山盛りにしたり、崩してしまったりすると飲み込みにくくなります。薄いスライス状にして少しずつ口に入れます。

ゼラチンは料理にも欠かすことができません。**ゼラチンで固めると、多くのものは食べやすくなります。ゲル化剤**を使ったものも同様です。ゼラチンとゲル化剤は成分

▼ゼリーのすくい方

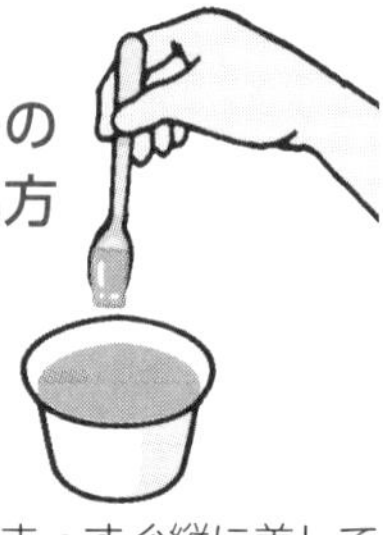

スプーンをまっすぐ縦に差して半分に分け、その線から5㎜ほどずらして縦に差してすくい取ると、薄いスライス状になる

や特徴に違いがあります。ゼラチンの主成分はコラーゲン（動物性たんぱく質）で、冷やさないと固まりませんが、なめらかな口当たりで、適度な弾力性もあるのが特徴です。一方、ゲル化剤の主成分は海藻類や果物に含まれる多糖類で、常温でもとろみがついたり固まったりしますが、ややかたすぎになるものもあります。

ゼリーのほか、噛まなくても食べやすい、舌で押しつぶしてもばらばらにならずにまとまりやすい嚥下食として、**プリン、ヨーグルト、卵豆腐、刺身のたたき**などが挙げられます。

液体でむせやすい人は、とろみ剤でとろみをつけるとよいでしょう。とろみ剤というのはパウダー状のとろみ調整食品で、ジュースやお茶、みそ汁などにも使えます。直前に入れて溶かし、数分置いてから口にするようにします。味のくせ、溶けやすい温度や使用量などが製品ごとに異なるので好みのものを使いましょう（→Q56）。

嚥下調整食学会分類２０２１では、とろみの性状を3段階に分類。スプーンを傾けたとき、すっと流れ落ちるくらいなら段階1（薄いとろみ）、とろとろと流れるくらいなら段階2（中間のとろみ）、流れにくいものを段階3（濃いとろみ）としています。どの程度のとろみが適切か、専門職に確認しておけば安心です。

Q55 飲み込みにくい食品は?

食べにくい、飲み込みにくいものを無理に食べていると、食べるのに苦労するだけでなく、窒息などの危険性を高めてしまうこともあります。

飲み込みにくい食品は、「かたい」「ぱさぱさしている」「ばらばらでまとまりにくい」「粘膜にはりつきやすい」といった特徴があります。

- **鶏のささみ**　ぱさぱさしてまとまりにくい
- **こんにゃく**　弾力性がありすぎて咀嚼《そしゃく》しにくい。丸飲みすると窒息の危険も
- **のり**　粘膜にはりつき、残りやすい
- **わかめ**　咀嚼しにくく、はりつきやすい
- **揚げ物（とくにフライ）**　衣がぱさつき、うまく噛めない
- **とうもろこし**　ばらばらで食塊《しょくかい》をつくりにくい
- **ナッツ類**　かたく、噛み砕きにくいうえ、まとまりにくい

● **もち**　粘りが強く咀嚼しにくい。粘膜にはりつき、通過しにくい。高齢者の窒息死が年末年始に増える一因と指摘されている

● **寒天**　変形しにくく、嚙むと細かい粒になってまとまりにくい

これらの食品は要注意です。とくに好物ということでなければ、食べないようにするのが無難な選択です。ペースト状にする、揚げ物は卵でとじるなど、調理の工夫で食べられることもあります。

なお、**ゼラチンと寒天は似て非なるもの**です。「ゼリー寄せ」も「寒天寄せ」も似たようなものと思われがちですが、性状は大きく異なります。寒天にはゼラチンのような滑らかさや、やわらかな弾力性がありません。

ただし、ゲル化剤の原料の一部に寒天が使われていることはあります。そうした製品は、食べやすく加工されているので問題はありませんが、寒天そのものを嚥下食として用いるのは注意しましょう。

「おいしいものを食べたい／食べさせたい」という気持ちは大切にしていきたいものです。けれど、嚥下障害がある場合、以前と同じようになんでも食べられるわけではありません。安全に食べるには、食材や調理法を選ぶことも必要です。

Q56 家庭で嚥下食の用意はできますか？

さまざまな嚥下食を用意するのはむずかしそうと思うかもしれませんが、調理器具一式と、ゼラチンやゲル化剤、とろみ剤などを用意しておけば、家庭でも手軽に嚥下食を用意できます。

調理器具については、包丁、まな板、ボウル、鍋などの基本的なもののほか、計量スプーン、計量カップ、デジタル計量計、ゴムべら、すり鉢・すりこぎ、マッシャー（つぶすのに便利）、フードプロセッサーまたはミキサー、電子レンジなどがあると便利です。

● **ゼリー食**　ゼラチンやゲル化剤を使用します。ゼラチンは冷やして食べるゼリー食に用います。食材に水分を加えてミキサーにかけ、温めてからゼラチンを加えて冷やし固めれば、ゼリー寄せのできあがりです。常温でも固まった状態を保てるゲル化剤を使えば、温かいゼリー食を食べてもらうこともできます。

●**ピューレ・ペースト・ミキサー食**　食材を細かく砕いたり、つぶしたり、裏ごししたりしたもののうち、水分が多めのものをピューレ、少なめのものをペーストと呼びます。フードプロセッサーやミキサーで、食材や調理済みの食品をとろとろにして、まとめます。そのままの状態では食べにくいようなら、とろみ剤を加えてとろみをつけます。

●**やわらか食（つぶし食）**　食材をフードプロセッサーで細かく砕いたり、マッシャーでつぶしたうえで、調理します。油脂（マヨネーズなど）を加えるなど、まとまりやすくします。嚥下機能がある程度保たれていれば、包丁でたたいたり、すり鉢・すりこぎでつぶしたりするだけでも食べやすくなります。

▼**主な市販品**

	主な商品名（カッコ内はメーカー名）
ゼラチン	ゼラチンパウダー（フードケア）など
ゲル化剤	スベラカーゼ（フードケア）、ゼリーパーフェクト（日清オイリオ）など
とろみ剤	ソフティア（ニュートリー）、つるりんこ（クリニコ）、トロミーナ（ウェルハーモニー）、トロミパワースマイル（ヘルシーフード）、ネオハイトロミール（フードケア）、トロミナール（ファイン）など

Q57 献立の立て方や、調理のポイントを教えてください

1日3食は、ごはんやパンなどの主食、肉や魚、卵などの主菜、野菜やいもなどの副菜の3品とし、おやつに果物や乳製品などを用意するとよいでしょう。

● **ごはん（米）** 重湯から全粥まで、飲み込みやすさを調整しやすいのが特徴です。必要に応じてとろみをつけましょう。

● **パン** パン粥やフレンチトーストにするなど、水分を増やせば食べやすくなります。

● **めん** 嚥下障害がある場合、意外に食べにくいもの。ゼリー寄せにする、やわらかくゆでて短く切り、汁にとろみをつけるなどの工夫が必要です。

● **肉** 肉団子やハンバーグにしても、そのままでは飲み込みにくいことが多いでしょう。水分を加えてミキサーにかけ、ペースト状にすれば食べやすくなります。

● **魚** 刺身を包丁でたたいてやわらかくする「たたき」にすれば、飲み込みやすさが増します。細かく切ってたたき、みそと混ぜる「なめろう」にすると、さらに飲み

込みやすくなります。煮魚をほぐしてあんかけにしたり、すり身（ペースト）でやわらかな団子をつくり、あんかけにするのもよいでしょう。

● **卵**　温泉卵（→Q59）なら嚥下機能が十分ではない段階でも食べられます。茶わん蒸しやプリンもよいでしょう。高たんぱくで調理もしやすいので活用しましょう。

● **豆腐**　やわらかくつぶしやすいのですが、つぶすだけでは飲み込みにくいため、とろみをつけてまとまりやすくしましょう。

● **野菜**　繊維を細かくしたうえで、障害の程度に応じてゼリー状、ペーストまたはピューレ状にします（→Q56）。ある程度、嚥下機能があれば、やわらかくゆでて、和え物にすると食べやすくなります。

● **いも**　やわらかくゆでてつぶせば、活用の幅は広がります。パサつきが気になるようならバターやマヨネーズを加えるとよいでしょう。

● **果物**　果汁はゼリーにするか、とろみをつけましょう。やわらかく熟してつぶしやすいものなら、そのままで食べられることも。バナナと牛乳、卵、砂糖かはちみつ、（好みで）バニラエッセンスをミキサーで混ぜたバナナミルクセーキもおすすめです。

● **乳製品**　ヨーグルトは、そのまま嚥下食として利用できることもあります。

Q58 調理の負担を減らすには？

毎日のことだけに、一人だけのために特別な食事を用意するのはなかなかたいへんです。上手に工夫し、家庭で食事をつくる人の負担を減らしましょう。

●**家庭での食事は挑戦しすぎない**　脳卒中後など、回復途中にある嚥下障害の場合、食べにくいものにも挑戦するうちに、食べられるものの幅が広がっていくこともありますが、だれにでも当てはまることではありません。本人の希望もあって、ついつい嚥下機能レベルに見合わないものを食べてしまうなどということも起こりがちですが、機能レベルに見合わない食事は誤嚥や窒息のもと。無理な挑戦は避けてください。

●**粥などはまとめてつくって冷凍**　重湯や粥は、多めにつくって小分けにし、冷凍しておくとよいでしょう。

●**家族の献立をアレンジする**　ほかの家族のために用意した献立から食べられそうなものを、ミキサーにかけてとろみをつけます。

●**市販品を活用する**　そのまま飲み込める「えんげ困難者用食品」は、法律に基づき、特別の用途の表示が許可された特別用途食品のひとつ。一定の許可基準を満たしたものなので、嚥下障害のある人が安心して利用できる食品です。「介護食」「高齢者用」などと表示されたものや、卵豆腐や温泉卵など、一般用の市販品も、ある程度、飲み込める機能がある人なら活用できます。

●**素材の冷凍品や瓶詰、缶詰も便利**　ほうれん草、かぼちゃ、にんじん、大豆などをペースト状に加工した冷凍食品や、レバーペーストなどの瓶詰、缶詰などを使えば、ゼリー寄せ、ムースなどをつくるのに便利です。

▼**えんげ困難者用食品の例**

商品名	製造あるいは販売者
アイソトニックゼリー	ニュートリー
アイソトニックグリーンゼリー	
ブイ・クレスCP10ゼリー	
ブイ・クレスゼリー（キャロット、りんごなど）	
プロッカ ゼットエヌ（ピーチ、オレンジなど）	
エスジーなめらかトマト	日東ベスト
エンゲリード	大塚製薬工場
ふんわりなめらかこうや	旭松食品

（2024年1月現在。消費者庁サイトによる）

Q59 簡単にできる定番のメニューは？

家庭で生活する嚥下障害者といっても、障害の程度はさまざま。どの程度のレベルの嚥下食がよいのかは、専門職に相談してください。

● **重湯ゼリー**　重湯（粥の上澄み）100mLに対して、粉ゼラチン1・6gが基本です。少量の重湯に粉ゼラチンを振り入れて火にかけ、ゼラチンが溶けたら残りの重湯と合わせて器に移し、冷蔵庫で冷やします。ゼラチンを溶かすときは沸騰させないこと。固まりにくくなります。コード1j相当（→Q52）の嚥下食として利用できます。

● **温泉卵**　湯のみに卵を割り入れ、竹串で黄身に穴を開けておきます。大さじ2くらいの水を入れて、ラップをせずに電子レンジで加熱します（数十秒～1分程度）。余分な水分を切ってから、めんつゆなどをかけて食べましょう。電子レンジの出力数や卵の大きさによって、適切な加熱時間は変わります。短めに設定して様子をみながら加熱してください。コード1j、あるいは2-1以上の嚥下食に相当します。

●**まぐろのたたき**　ペースト状のまぐろにしょうゆを垂らすだけ。少しサラダオイルを混ぜるとよりなめらかになります。小口切りのねぎは咽頭《いんとう》などに引っかかって残留・誤嚥のおそれがあるので、入れません。コード2-1以上の嚥下食に相当します。

●**フレンチトースト**　卵（1個）、牛乳（200mL）、砂糖（大さじ1）、バニラエッセンスを混ぜた液に、耳をとった食パン1枚（4～6枚切り）を浸します。液が十分に浸透したら、フライパンを熱してバターを溶かし、パンの両面を弱火でじっくり焼きます（片面5分くらいずつ）。前の晩からパンを液に浸し、冷蔵庫に入れて一晩寝かせておくと、中まで十分に液が浸透します。じっくりふっくら焼き上げると、とろけるようなやわらかさになります。

●**ほうれん草の磯和え**　ほうれん草をやわらかくゆで、軽くしぼって5㎜程度の長さに切ります。のりの佃煮としょうゆ少々を合わせて和えます。コード3相当以上のものが食べられる人向きのメニューです。

●**ほうれん草のムース**　コード1j向きにするならムースにしましょう。ゆでたほうれん草に牛乳と砂糖少々を加え、ミキサーにかけます。湯で溶かした粉ゼラチンを加えて混ぜ合わせ、器に流し込んで冷蔵庫で冷やせばできあがりです。

Q60
せっかく用意したのに食べてくれません。改善点は？

●**細かくきざんでもむせる**　野菜やいもなどは普通のかたさに調理して細かくきざむと、嚥下障害がある人は口の中でまとめにくく、のどでばらけて残ったり誤嚥したり、食べづらくなります。きざみ食には煮汁にとろみをつけたあんをかけましょう。

●**とろみ剤を使うのをいやがる**　別の製品を試してみましょう。必要最小限の量を使って冷やす、とろみをつけないものと少しずつ交互に飲むなどの方法もあります。

●**ゼリーが溶けた**　ゼラチンで固めたゼリーは、温度が高くなると溶けやすくなります。なかなか飲み込めず、口の中に長く入れていると溶け出して液体になり、誤嚥しやすくなるおそれもあります。食べられる量を少しずつ出すようにしましょう。

●**適温ではなかった**　温かいものは温かいまま、冷たいものは冷たいまま食べられるようにします。じつは、体温と同じくらいのぬるいものだと、嚥下反射も起こりにくくなります。温度感のあるものを食べてもらうのも、大切なポイントです。

Q61 水を飲みたがりません。脱水が心配です。

高齢者は、のどの渇きを訴えにくい傾向があるうえ、嚥下障害があると、水を飲んでもむせて苦しくなってしまいがちです。積極的に水を飲みたがらなかったり、うまく飲めなかったりして、体の水分が不足した脱水に陥る危険性が高くなります。

嚥下食は水分を多く含むものが多いとはいえ、口から食べられる量が少ないときは、食事だけで十分な水分をとるのはむずかしいでしょう。可能であれば、**食間にとろみつき飲料を飲んだり、氷をなめたりして水分補給**を心がけます。お茶はとろみをつけて、飲みやすくしましょう。

とろみをつけたうえで、凍らせるのも一法です。スポーツドリンクなどにとろみ剤を入れ、小さじ1程度の小さな一口大に凍らせた「とろみ氷」は、暑い時期の水分補給にピッタリです。酸味のある飲みもの（レモン水など）、炭酸水、コーラなどにとろみをつけると味にも嚥下にもよいようです。

Q62 おやつには、どのようなものが適していますか？

十分な量を食べられない人にとってのおやつは、「お楽しみ」というだけでなく、水分補給・栄養補給という側面もあります。果物や乳製品、暑い時期の水分補給には「とろみ氷」（→Q61）もよいでしょう。

おせんべいのような硬いものは、咀嚼《そしゃく》力の低下している人には無理と思われがちですが、ある程度咀嚼できる人には意外に喜ばれることも。口に入れているとやわらかくなるので、食べやすくなることもあります。

▼おすすめのおやつ

良
↑
嚥下機能
↓
悪

- キウイフルーツ／いちご／バナナ（つぶして牛乳やヨーグルトに混ぜても OK）
- 牛乳／乳酸飲料（必要に応じてとろみをつける）
- 桃やりんごのコンポート（甘煮）／水ようかん
- ヨーグルト／ムース
- プリン
- とろみ茶／お茶ゼリー／果汁ゼリー／アイスクリーム／アイソトニックゼリー

5

十分に食べられなくなったら

Q63 口から十分に食べられないとき、栄養補給の方法は？

口から食べたい、食べさせたいという思いはあっても、嚥下《えんげ》障害の程度や全身状態によっては、それがむずかしくなることもあります。食べられないことによる低栄養・脱水を避けるには、**別のルートから栄養補給する補助栄養**が必要です。

食物を食べられない、食べられる量がわずかで栄養不足が心配されるときの補助栄養法は、大きく2つのタイプに分けられます。食道や胃、腸などの消化管に入れた管（チューブ）を介して流動食や栄養剤を補給する**経腸栄養（経管栄養）**と、血液中に直接、栄養素や水分を入れる**経静脈栄養**の2つです。

急性期には経静脈栄養が用いられることも多いのですが、胃や腸など、消化管を使わない状態が長く続くと消化機能が衰えてしまいます。消化管の働きが保たれているのであれば、可能なかぎり経腸栄養が好ましいとされています。

● **経腸栄養（経管栄養）**　経腸栄養には、口から栄養剤をとる方法（経口栄養）と、消化管に管を入れて栄養剤を流し込む方法（経管栄養）があります。嚥下障害が進んだ場合、口からの摂取がむずかしいため、経管栄養の実施が検討されます。どこから管を入れるか、どこまで入れるかにより、主に3つのタイプに分けられます。

もっとも一般的なのは、一方の鼻から胃まで細い管を入れておき、管から栄養剤を注入して胃に入れる方法（**経鼻胃《けいびい》経管栄養**→Q66）ですが、栄養剤を注入するときだけ、管を口から飲み込んで食道や胃まで差し入れる方法（**間欠的口《かんけつてきこう》腔食道《くうしょくどう》経管栄養**→Q67）もあります。おなかの皮膚と胃に孔《あな》をあけ、短いチューブを入れておき、栄養剤を胃に直接流し込む**胃ろう**（→Q68）も、経管栄養の一種です。

▼経管栄養のタイプ

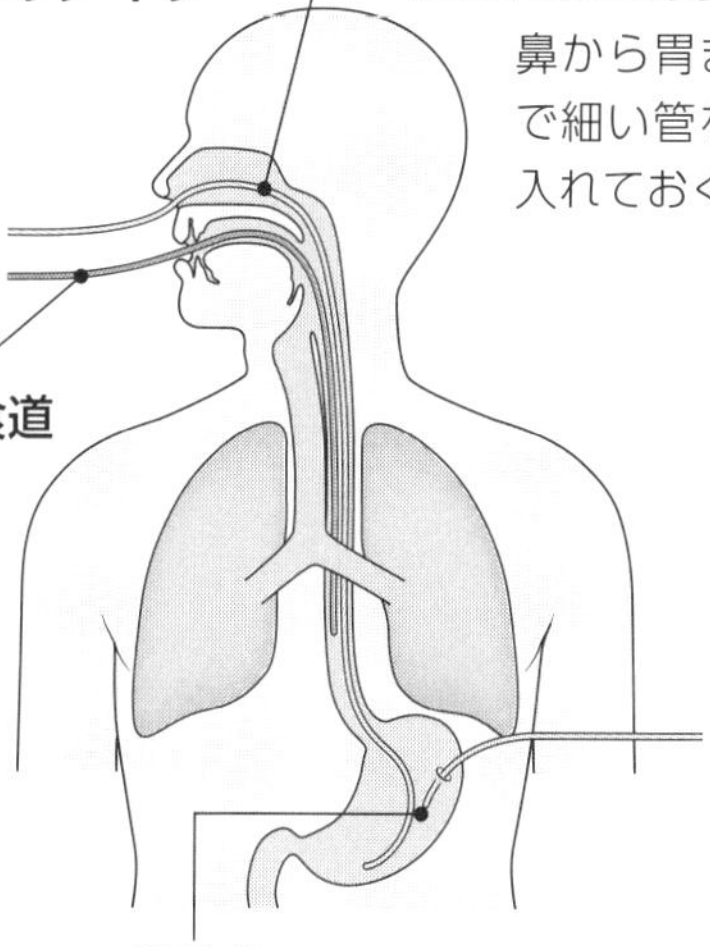

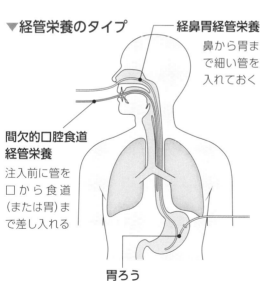

●**経静脈栄養**　消化機能がいちじるしく低下している場合には、血液中に水分や栄養素を入れます。**末梢点滴**と**中心静脈栄養**の2つに大別されます。

末梢点滴は、腕などの末梢静脈に管を入れ、栄養素を配合した輸液を点滴する方法です。ただし、栄養豊富な高カロリー輸液は濃度が高く、血管を詰まらせるおそれがあるため注入できません。**絶食が短期間の場合のみ**に用いられる方法です。静脈に入らない場合は、皮下に輸液を注入する皮下輸液をおこなうこともあります。

中心静脈栄養では、心臓の近くにある太い静脈に管を入れて、必要な栄養素を配合した高カロリー輸液を点滴します。長期間の使用が予想される場合には、血管に何度も針を刺さずにすむように、ポートという小さな器械を皮膚の下に埋め込む手術をおこなうこともあります。

▼経静脈栄養のタイプ

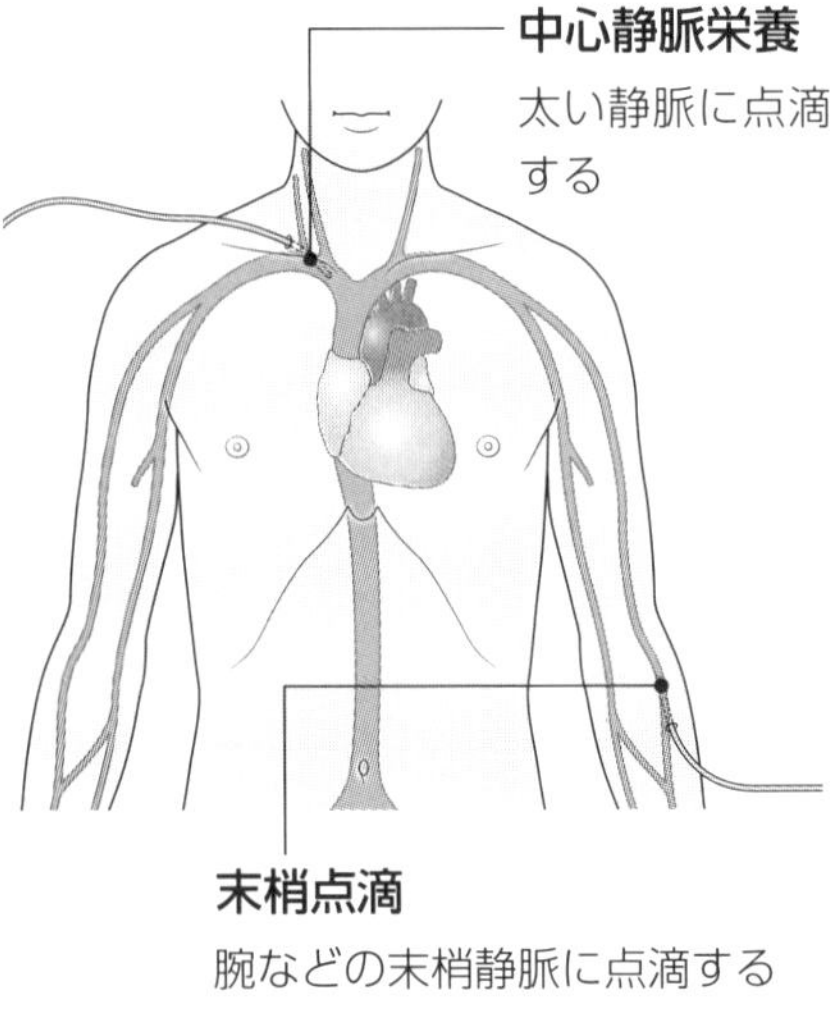
中心静脈栄養
太い静脈に点滴する
末梢点滴
腕などの末梢静脈に点滴する

Q64 管を入れたら、もう口からは食べられないのでしょうか？

経管栄養が必要になる状況はさまざまです。再び口から食べられるようになるかどうかは、経管栄養を開始したきっかけがなんであるかにもよります。

脳卒中の急性期や手術後など、「一時的に口から食べられない状態になったから」という場合は、経管栄養にはあまり抵抗がないでしょう。一方、嚥下障害が進行したり、全身の状態が悪化したりして、「口から食べるのがむずかしくなっているから」「肺炎を起こしてばかりで危険だから」などという理由で経管栄養をすすめられると、本人も家族も「口から食べられなくなったら、おしまい」などと落胆しがちです。

しかし、経管栄養を始めたからといって、二度と口から食べられなくなるとはかぎりません。**経管栄養をおこないながらでも、嚥下リハビリに取り組むことが可能な場合もあります。** 低栄養や脱水は、ますます嚥下障害をひどくしてしまいます。低栄養・脱水を防ぐ手段として経管栄養を上手に活用しましょう。十分な栄養をとれれば元気になり、嚥下リハビリに取り組めるようになるかもしれません。嚥下機能が回復し、口からも食べられるようになる可能性もあります。なにをどの程度食べられるかは人によって違いますが、口から十分に食べられるようになれば経管栄養はやめられます。

もう一度、口から食べることを目指して嚥下リハビリに取り組む場合、開始の目安は次のとおりです。3個以上当てはまるようならリハビリの開始を考えましょう。

- **全身状態がよくなり意識がはっきりしている**
- **ごくんと唾液を飲み込めて、肺炎を起こしていない**
- **本人に食べたいという気持ちがある**
- **本人の意思がはっきりしない場合、家族に食べさせたいという気持ちがある**

口から十分に食べられるようになるまでは経管栄養を併用します。一般的な鼻からの経管栄養をしながらの訓練は、不快感が強く、なかなか続きません。嚥下リハビリを併用したいときには、口から管を入れる間欠的口腔食道《かんけつてきこうくうしょくどう》経管栄養や胃ろうができるかどうか、専門の医師に相談してみましょう。ただし、回復はむずかしいこともあります。人生の最終段階と考えられる場合には、別の判断が必要です（→Q71）。

Q65 本人が「口から」を強く希望しているときは？

本人が「死んでもいいから口から食べたい」と希望し、「管は絶対にいや」と拒否している場合、無理強いはできません。けれど、口から食べることでどのような事態が引き起こされ、自分の生命予後にどのような影響を与えるか、本人が自分の状態を十分に理解していないこともあります。また、「今までも大丈夫だったのだから、口から食べても死にはしないだろう」などと安易に考えている可能性もあります。

「口から食べたい」という本人の意思を尊重すべきか、死に至るおそれのある状態を防ぐべきかという**倫理的な価値判断は、正しい事実認識をふまえて下されるもの**です。まずは、**検査の結果や診断名、予後などの医学的事実を明らかにし、本人が十分に理解できるかたちで伝えましょう。**価値観は人それぞれです。同じ医学的事実から導き出される倫理的価値判断はひとつとはかぎりません。医師をまじえて十分に話し合いながら、各人の価値観や信念、良心に従って判断・行動していきましょう。

Q66

鼻から管を入れる方法の特徴は？

経鼻《けいび》胃《い》経管栄養では、鼻の穴から胃まで管を差し入れておきます。そして1日3回、鼻に入れてある管に栄養注入用の管を接続し、決められた速度で、流動食を注入していきます。注入時は座るか、ベッドの背を30度以上の角度に持ち上げた状態にし、注入が終わったあとも、逆流を防ぐために1時間以上は上体を起こしておきます。

必要なときにすぐに始められ、流動食を注入するときに手間がかからないことから、経管栄養のなかでもっとも広くおこなわれている方法ですが、**嚥下訓練とは併用しにくい**という面もあります。

通常、**一度入れた管は1～2週間入れたままに**しておきます。それだけで違和感があり、行動も制限されやすいのですが、鼻から入れた管が喉頭蓋《こうとうがい》の上にかかると違和

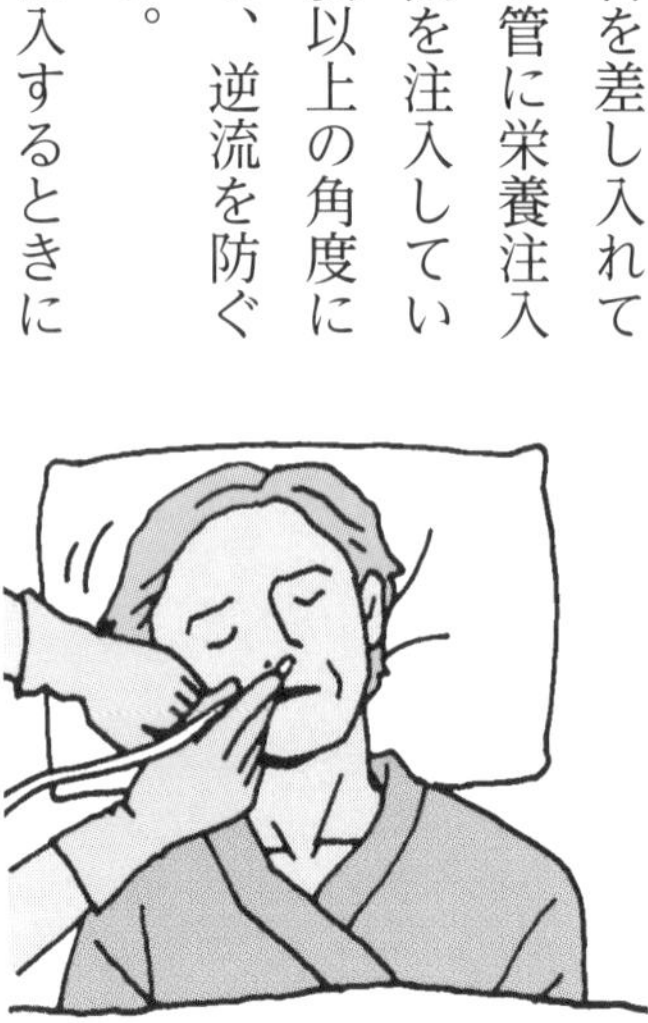

感が強く、喉頭蓋の動きが妨げられ、嚥下がうまくできなくなります。喉頭蓋にかからないように管を入れれば嚥下の訓練は可能ですが、鼻から管を入れたまま「ごくん」とすると違和感や不快感がさらに強まります。訓練のたびに鼻からの管を抜けば訓練はしやすくなりますが、管を挿入する回数が増えるため、それはそれで苦痛です。どちらにしても訓練をいやがる患者さんが多いのです。

管を入れたままなので管の表面が汚れやすく、鼻やのどを清潔な状態に保ちにくいという面もあります。管の周囲に感染が起きやすくなる、分泌物が増加し、それを誤嚥《ごえん》する危険性が生じるといった問題もあります。また、患者さんが自分で管を抜いてしまうこともあります。

▼管の入れ方

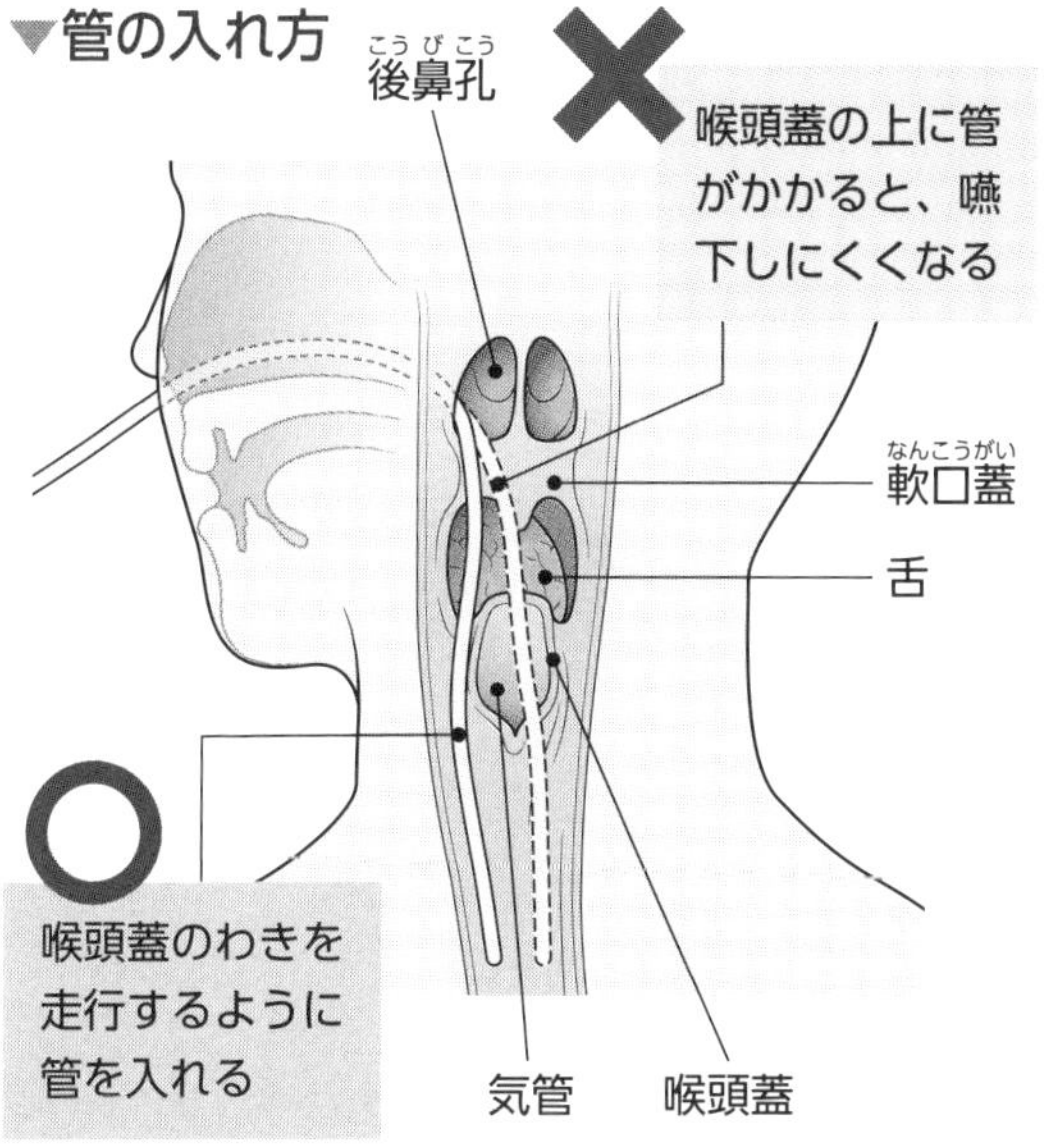

Q67 口から管を入れる方法の特徴は？

経管栄養として一般的なのは、鼻から管を入れ胃に流動食を流し込む経鼻胃《けいびい》経管栄養ですが、**嚥下機能が回復する可能性が高ければ、間欠的口腔食道《かんけつてきこうくうしょくどう》経管栄養がすすめられます。**注入していない間に嚥下リハビリをおこなえるだけでなく、口から管を出し入れすること自体が嚥下訓練につながります。

間欠的口腔食道経管栄養の場合、1日3回、**流動食を注入する前に口から管を入れます。**ベッドの背を30～60度の角度に持ち上げ、頭の後ろに枕を置いてあごを引いた姿勢でのどのアイスマッサージをしたあと空《から》嚥下。口から食道（または胃）まで管を入れたら栄養注入用の管を接続し、決められた速度の点滴、または注射器で流動食を注入していきます。経鼻の場合にくらべ短時間で注入可能ですが、注入が終わったあ

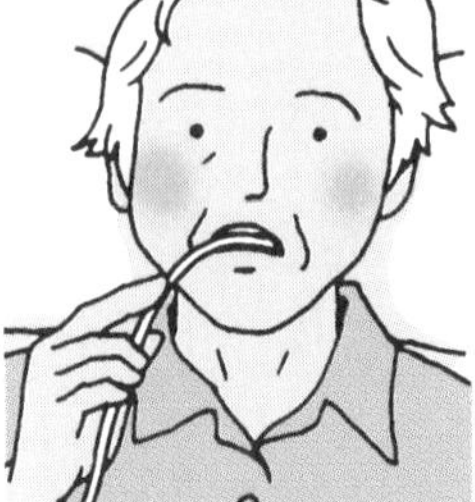

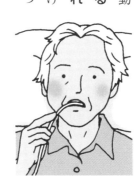

と、逆流を防ぐために1時間以上は上体を起こしておくのは経鼻の場合と同様です。

管を入れるときは、口を軽く開け、左または右の口の端（口角）から、反対側ののどにむけてのどの壁を滑らすように管を進めていくとスムーズに入り、喉頭蓋《こうとうがい》の動きをじゃますることもありません。**慣れれば自分で管を飲み込めるようになります。**

注入時以外は管を抜いているので苦痛が少なく、外見も気にならない、管が汚れず、口・鼻・のどを清潔に保ちやすい、食道内に注入するので食道が動きはじめ、消化管の働きが活発になるなどといったメリットがあります。

一方で、普及が進んでおらず、適切に指導できる人はあまり多くありません。管の出し入れが多く手間がかかる、挿入時の違和感が強い人もいる、口や舌を動かしていると管が抜けてしまうなどといったデメリットもあります。逆流が起きやすい人、食道の病気がある人には向かない方法でもあります。

▼管の入れ方

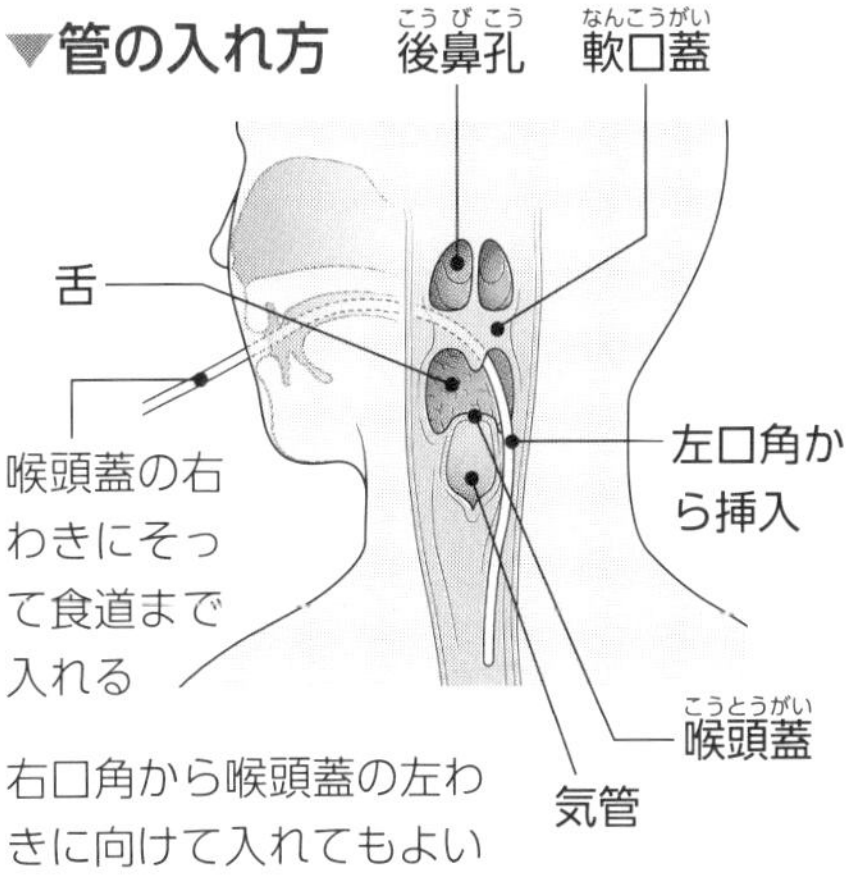

右口角から喉頭蓋の左わきに向けて入れてもよい

Q68 胃ろうとは？どんな場合に必要ですか？

長期にわたって経管栄養が必要とみられる場合には、胃ろうが検討されます。おなかの皮膚と胃にあけた孔《あな》に短いチューブ（胃ろうカテーテル）を入れておき、食事の時間になったら栄養チューブにつなぎ、胃に直接栄養剤などを注入する方法です。

胃ろうにしたほうがよいかの判断は、それぞれの状況によって変わりますが、検討されるのは次のような場合です。

- **嚥下リハビリテーションをしてもすぐに回復の見込みが立たない**
- **経鼻、経口による経管栄養で、肺炎などの合併症が起きやすい**
- **胃に至るまでの通り道が狭くなったり、ふさがったりしていて管が入れられない**

胃ろうに対し、「おなかに孔をあけてまで……」と抵抗感をもつ人がいます。しかし、鼻や口から管を入れる方法と違い、胃ろうなら嚥下訓練の妨げにはならず、誤嚥性肺炎を起こすリスクも減ります。口から十分な量が食べられるようになった場合、カテーテルを抜けば、孔は数時間でふさがります。

なお、胃ろうカテーテルは、おなかの内側から固定するために使う器具と、おなかの外側につける器具の違いにより4つの種類に分けられます（→Q69）。いずれの種類でも汚染や劣化に対応するため、定期的に新しいものに交換する必要があります。交換の容易さ、栄養チューブの接続の仕方に違いがあるため、設置時には医師とよく相談してください。

カテーテルの交換時に挿入がうまくいかないと、注入した栄養剤が胃の外側の腹腔にもれ出して腹膜炎を引き起こし、ときには命にかかわることもあります。

胃ろうは、ほかの方法での栄養補給がむずかしいときの重要な選択肢のひとつですが、十分な管理が必要なものでもあります。

▼胃ろうのしくみ

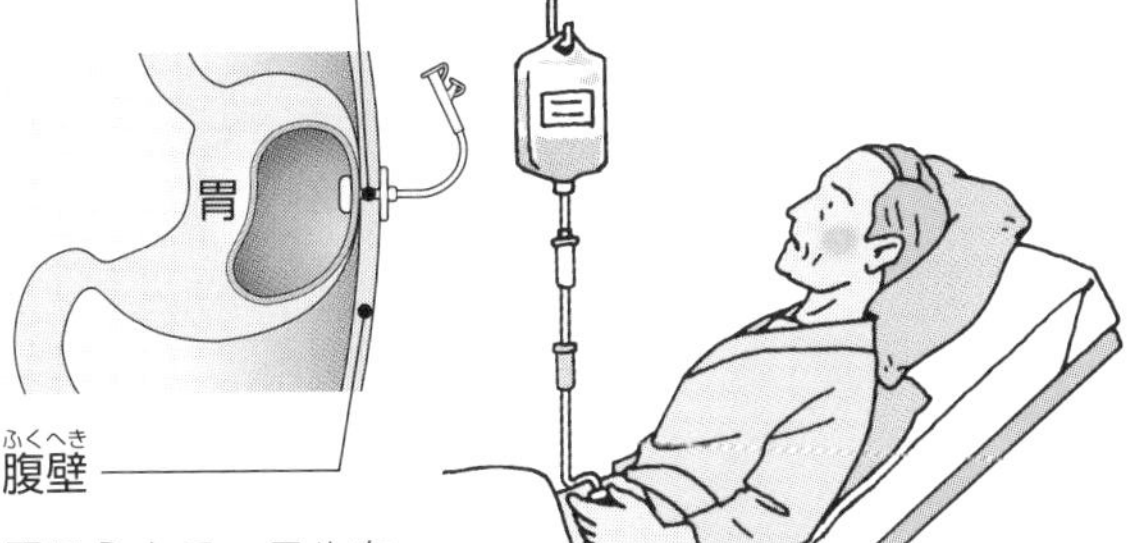

胃ろうカテーテルを通して胃内に直接流動食を注入する

Q69

どうやって胃ろうをつくるのでしょう？

近年は内視鏡を使い、おなかを切らずに胃ろうをつくる**PEG《ペグ》（経皮内視鏡的胃ろう造設術）**が一般的です。

おなかに筒状の器具を差し込み、これを介して、胃ろうカテーテルを胃内へ挿入し、内視鏡で内側から固定します（イントロデューサー法）。

胃ろうカテーテルは固定したうえで、栄養チューブにつなげるようにします。

胃の内側から固定するために使う器具には、**バンパー型とバルーン型**があります。どちらの器具を使う場合でも、定期的な交換が必要です（→Q68）。

交換時期のめやすは、バンパー型のものは４～６ヵ月、バルー

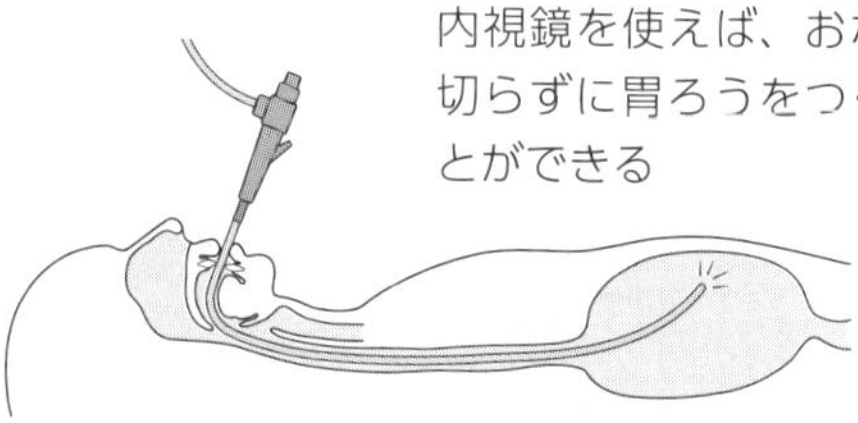

内視鏡を使えば、おなかを切らずに胃ろうをつくることができる

ン型なら1ヵ月程度です。バンパー型は胃ろうカテーテルが抜けにくく長く使えますが、交換時に内視鏡が必要で、痛みもあります。バルーン型はバルーン内の蒸留水を抜いてしぼませるので交換は容易な一方、バルーンが動きやすく、ときには抜けてしまうことがあります。どちらがよいか一概にはいえません。

　胃ろうカテーテルを外側から固定し、栄養チューブにつなぐために**おなかの外側につける器具**には、**チューブ型とボタン型**があります。チューブ型は栄養チューブと簡単に接続できますが、ふだんはじゃまに感じることもあるようです。一方、ボタン型はじゃまになりませんが、栄養剤を注入しにくいこともあります。

　どの種類の器具を使うか、医師や家族とともに十分な検討が必要です。

▼胃ろうカテーテルの種類

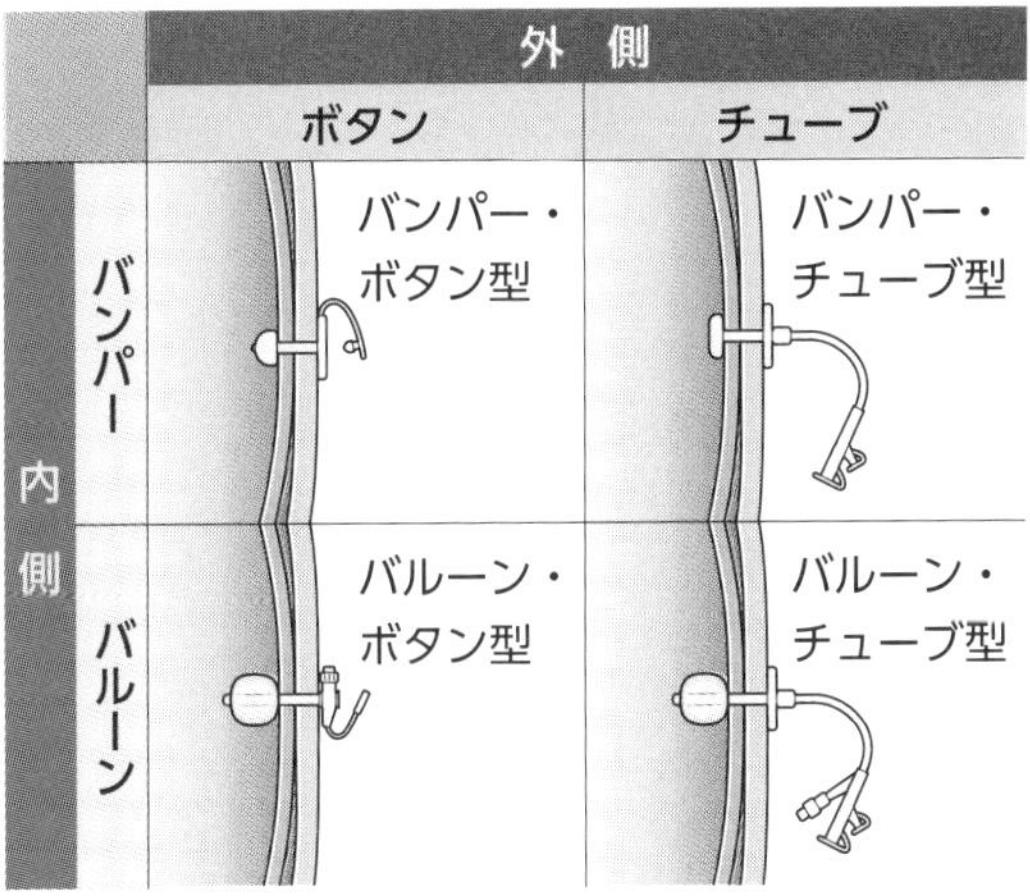

Q70 逆流や下痢がよく起こります。対応策は？

経管栄養には、注入中、あるいは注入後に逆流が起きたり、下痢をしやすくなったりするなどの問題がつきものです。

●**逆流** 注入した経管栄養剤が胃から腸に移動していくのには時間がかかります。その間に、食道のほうに逆流し、ときには嘔吐《おうと》してしまうこともあります。

●**下痢** 注入速度が速かったり、栄養剤の濃度が高かったりすると起こりやすくなります。腸で吸収しきれず下痢しやすいのです。

逆流や下痢をくり返していると、栄養豊富な経管栄養剤も十分に吸収されません。口から食べているときにも逆流や下痢などの問題は起きますが、経管栄養では、よりいっそう注意が必要です。

経鼻、経口、胃ろう、どの経管栄養法でも注意したいポイントは共通しています。

●**姿勢を工夫する** 背中が丸まっていなければ、座った姿勢で注入するのがベストです。ベッドから移動できない場合はベッドの背を上げてください。このとき、右側を下にしてやや横を向いた姿勢をとると、胃から十二指腸への流れがよくなり逆流が減ります。食後1～2時間は横にならないようにします。

歩くことができる人は、食後30分程度、散歩をするとよいでしょう。腸の動きがよくなり、逆流や下痢が起きにくくなります。

●**半固形化のものを注入する**　食道や胃に注入する液を、ゲル状にして半固形化させると、逆流や下痢が起こりにくくなります。ただ、経鼻、経口経管栄養法の場合、管が細いため、はじめから粘度が高いものは注入しにくくなります。そのため、増粘剤を入れてすぐに注入し、胃内で半固形化させるなどの工夫がされています。胃ろうの場合には、あらかじめ半固形化したものを注入することが可能です。

●**経管栄養剤の管理もしっかりと**　封を切ったまま放置

昼間でも夜間でも、横になるときは上体を少し高くしておくと逆流が起こりにくい

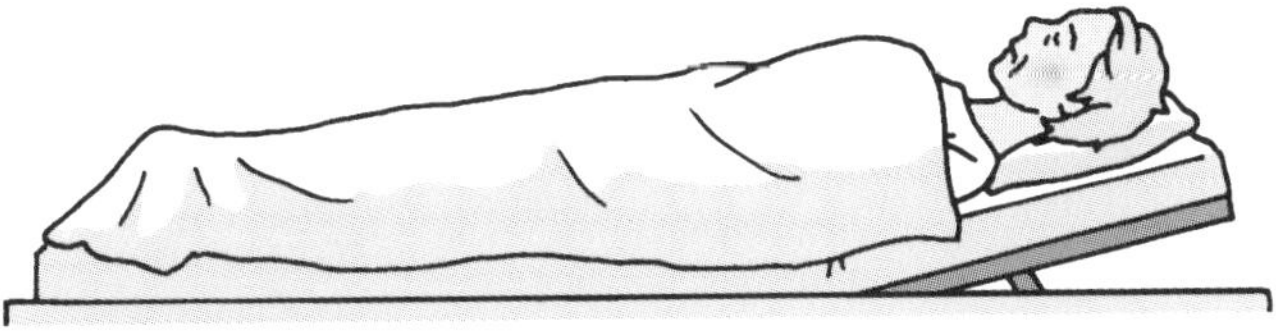

しておくと、栄養豊富なだけに細菌の繁殖も心配されます。指定どおりの使い方をしてください。

●**薬で調整することも**　消化管の働きを高める薬剤を使ったり、逆に消化管の動きを悪くする薬は使わないようにしたりすることもあります。

なお、内服薬の場合、**経管栄養をおこなっているなら薬も管から入れます。**錠剤などをそのまま流し込むのではなく、白湯に溶かしてから注入する方法が一般的です。

●**清潔に保つ**　経管栄養のみで口から食べていない間も、口腔《こうくう》ケアは欠かさず、口の中をきれいにしておきます。また、注入の際に用いる器具を清潔に保つことも、下痢防止に有効です。

胃ろうの場合は口の中だけでなく、カテーテルの周囲も清潔に保つようにしてください。また、ときどきカテーテルを回転させて癒着を防ぐことも大切です。管理を怠ると、皮膚炎を起こしたり、カテーテルが腹壁内に埋もれたりしてしまうことがあります。

Q71 回復の見込みがない場合、どう対応すればよいでしょうか？

経管栄養をおこなうかどうかは本人の意思が尊重されます。しかし、回復の見込みがなく、終末期（生命維持のための医療処置をおこなわなければ比較的短期間で死に至るであろう、不治で回復不能の状態）と考えられる場合、経管栄養をおこなっても苦痛が増すだけと予想されることがあります。また病状が悪化し、本人の意思がはっきりしない状態で経管栄養を選択するかどうか家族が迷うことも少なくありません。

そのような場合にどう考えて結論を導き出すか、考え方のヒントを示しておきます。まず知っておきたいのは、延命治療と緩和ケアの違いです。

● **延命治療**　人工呼吸器、胃ろう、透析など、終末期にそれをおこなうことで生命を維持できる可能性はありますが、苦痛や死への経過を長引かせることになります。

● **緩和ケア**　苦痛を引き起こすさまざまな症状をやわらげる治療です。

延命治療は「やめる」「やめない」と判断する対象になりますが、緩和ケアは患者さんが最期を迎えるのに必要なものです。人生の最終段階におこなわれる経管栄養は、延命治療にすぎないという考え方がある一方で、栄養も水もとれない状態を放置しておくことは倫理的に問題があるという考え方もあります。

患者さんの命を終わらせることを目的になにかをする、あるいはなにかをしないことを安楽死といいます。苦痛を長引かせるだけの治療はやめて自然な経過に戻すことは、安楽死とは違います。しかし、経管栄養をしないという判断には、死期を早めるという側面がないとはいえません。後悔のない判断のためには、さまざまな角度から十分な検討を続けます。

●本人の意思：本人はどう考えていたか？　「最期の瞬間を迎えるまで尊厳をもって生きるため、延命治療は拒否する」「自然な経過に戻したいから、延命治療は中止してほしい」という本人の意思がはっきりしている、事前指示書（↓Q72）などがある、書面はなくとも過去の会話、記載などから推測されるといった場合にはそれを尊重します。

●医学的視点：本当に人生の最終段階なのか？　どんな治療も回復に結びつく可能性はないのか、本当に最終段階といえる状態なのかは、医療者が的確に判断しなければなりません。

● **法的視点：しないことの判断に法律的な問題はないか？** 栄養・水分の補給で回復の可能性があったにもかかわらず、必要な医療措置をとらなければ、医療者が法的責任を問われることがあります。

● **社会的視点：人生の最終段階を迎えた人にとっての「最善利益」とは？** 苦痛なく過ごすことなのか、それとも、苦痛はあっても一秒でも長く生きることが患者さんの利益につながるのか。「ベストな選択」のためには社会的な視点も必要です。

本人の具体的な要望がわからないときは、家族などの代理判断者が、医療者のアドバイスを受けながら、本人が選択したであろう決定をすることになります（**代行判断**）。本人の意思がわからず、適切な代理判断者もはっきりしない、あるいは家族の意見が割れるときなどは、本人にとってベストと考えられる決定（**最善利益**）をすることになるでしょう。人生の最終段階における医療に関しては、家族の間でも意見が割れることが少なくありません。いくつかのガイドラインが提案されています（厚生労働省、日本緩和医療学会など）。そうしたガイドラインなども参考にしましょう。十分考え、話し合い、「これがベスト」という選択をしていくことになります。

Q72 「事前指示書」とは？「人生会議」とは？

人生には、必ず終わりの時がきます。そのとき自分がどのような医療を受け、どのように最期の時を迎えたいのかは、だれもが考えておくべき問題です。考えをはっきりさせないままそのときを迎えれば、周囲の人の悩みは深くなってしまうでしょう。

「こうしたい」という自分の考えを書き記したものは「事前指示書」といわれ、人生の最終段階におこなわれる医療の種類や内容の決定に反映されます。

事前指示書には、次の2点を書くことができます。

● **リビング・ウィル**　自分が望む医療と、望まない医療についての指示。たんに死期を引き延ばすだけの延命治療は拒否するが、苦痛をやわらげるための緩和治療は、十分におこなってほしいなどということを記載します。

● **代理判断者の指名**　自分で判断できなくなった場合、自分のかわりに医療やケアに関する判断や決定をしてほしい人を代理判断者として指名しておきます。

最終段階で受けたい医療・ケア、受けたくない医療・ケアなどについて、医療・ケアの専門職の人を含め周囲の信頼できる人と話し合い、共有する取り組みを**「人生会議」（ACP：アドバンス・ケア・プランニング）**といいます。何度も話し合い、整理された自分の考えを、文書としてまとめておくのもよいでしょう。

実際には、人生の最終段階で検討される医療処置が延命治療なのか、通常の医療行為なのかの判断はむずかしいこともあります。しかし、事前指示書や人生会議を経て周囲に共有された自分の考えは、「残された生をいかに生きるか」を決める重要な判断材料になります。心身の状態に応じて、考えは変化することもあります。何度もくり返し話し合っておきましょう。

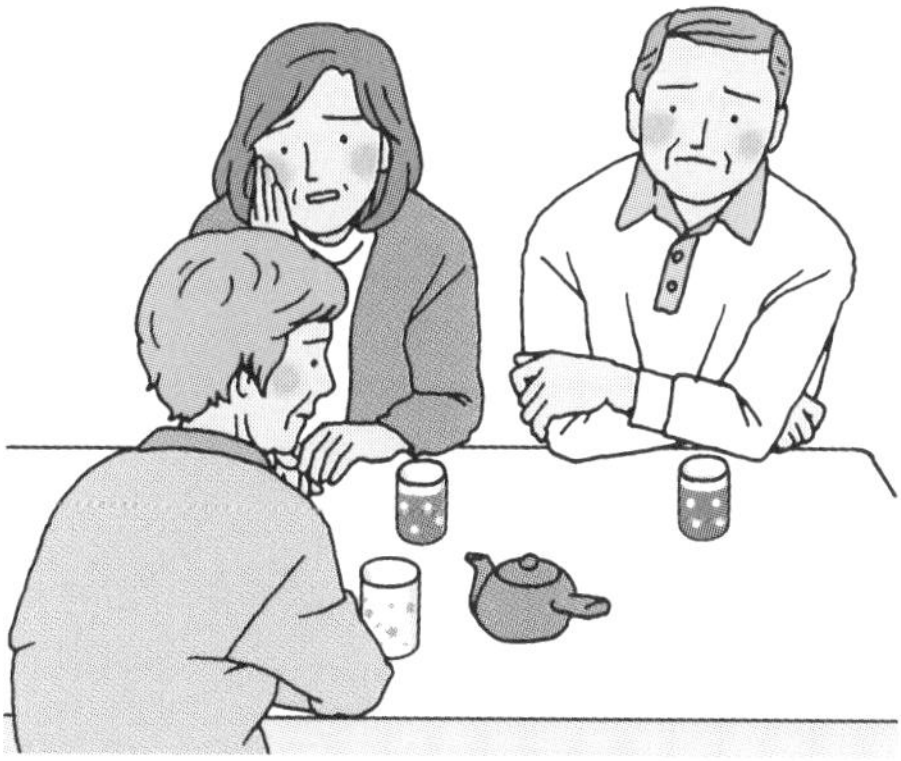

人生の最終段階をどのように迎えたいか、家族でくり返し話し合っておこう

参考文献

藤島一郎著『口から食べる　嚥下障害 Q&A』(中央法規出版)

藤島一郎・藤森まり子・北條京子編著『新版 ナースのための摂食・嚥下障害ガイドブック』(中央法規出版)

藤島一郎・谷口洋・藤森まり子・白坂誉子編『Q&A と症例でわかる!　摂食・嚥下障害ケア』(羊土社)

藤島一郎監修、青木智恵子著『Dr・歯科医師・Ns・ST・PT・OT・PHN・管理栄養士みんなで考えた高齢者の楽しい摂食・嚥下リハビリ＆レク』(黎明書房)

藤島一郎監修『疾患別に診る嚥下障害』(医歯薬出版)

藤島一郎・柴本 勇監修『動画でわかる摂食・嚥下リハビリテーション』(中山書店)

箕岡真子・藤島一郎・稲葉一人著『摂食嚥下障害の倫理』(ワールドプランニング)

● 編集協力　オフィス 201　柳井亜紀
● カバーデザイン　村沢尚美(NAOMI DESIGN AGENCY)
● 本文デザイン　小山良之
● 本文イラスト　秋田綾子　千田和幸

監修者プロフィール

藤島　一郎（ふじしま・いちろう）

1953 年東京都に生まれる。東京大学農学部にて森林植物学を学んだのち浜松医科大学医学部へ進学。1982 年同大を卒業。脳神経外科で研鑽を重ねる。その後、東京大学でリハビリテーションを勉強し、聖隷三方原病院リハビリテーションセンター長などを経て、浜松市リハビリテーション病院病院長、2023 年 4 月より同病院特別顧問。日本脳神経外科学会専門医、日本リハビリテーション医学会専門医・指導医。日本臨床倫理学会理事：上級臨床倫理アドバイザー、日本嚥下医学会顧問。摂食嚥下障害リハビリテーションの第一人者として活躍している。

健康ライブラリー

名医《めいい》が答《こた》える！　嚥下障害《えんげしょうがい》　治療大全《ちりょうたいぜん》

2024年4月16日 第1刷発行

監　修	藤島一郎（ふじしま・いちろう）
発行者	森田浩章
発行所	株式会社講談社
	〒112-8001　東京都文京区音羽二丁目12-21
	電話　編集　03-5395-3560
	販売　03-5395-4415
	業務　03-5395-3615
印刷所	株式会社KPSプロダクツ
製本所	株式会社国宝社

ISBN978-4-06-535360-8

N.D.C.493 158p 19cm

【講談社　健康ライブラリー】

名医が答える！
不眠　睡眠障害 治療大全

井上雄一　監修
東京医科大学睡眠学講座教授
医療法人社団絹和会　睡眠総合ケアクリニック代々木理事長

夜中に何度も目が覚める！　ぐっすり眠りたい！　睡眠障害の治療法や睡眠の悩みを解消する生活習慣など、名医が疑問に答える決定版！

ISBN978-4-06-532006-8

名医が答える！
うつ病　治療大全

野村総一郎　監修
日本うつ病センター
副理事長

職場復帰できる？　家族ができることは？　うつ病の本質や対策、薬物療法や認知行動療法などの治療法を徹底解説。名医が疑問に答える決定版！

ISBN978-4-06-527944-1

名医が答える！
変形性股関節症 治療大全

平川和男　監修
湘南鎌倉人工関節センター
センター長

股関節は歩くために欠かせないものだから、治療方法は患者さんの意思で慎重に選ぶことが重要。薬、運動、体重管理、手術……。名医が徹底解説。

ISBN978-4-06-529573-1

名医が答える！
大腸がん　治療大全

高橋慶一　監修
東京都立大久保病院
副院長

ポリープはがんになる？　肛門は残せる？　最新治療を徹底解説。トイレの変化や人工肛門のケア、退院後の過ごし方まで、名医が疑問に答える決定版！

ISBN978-4-06-530386-3

名医が答える！
緑内障　加齢黄斑変性 治療大全

大鹿哲郎　監修
筑波大学医学医療系眼科
教授

日常生活に重要な「見ること」。目を守り、快適な生活を続けるためのセルフチェックから、薬物療法、レーザー治療まで、名医が疑問に答える決定版！

ISBN978-4-06-532004-4